SOCIÉTÉ OBSTÉTRICALE DE FRANCE

Session du 5-7 octobre 1911

PATHOGÉNIE ET TRAITEMENT

DE

L'ÉCLAMPSIE PUERPÉRALE

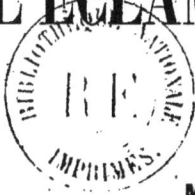

PAR

MM. BAR et COMMANDEUR

BIBLIOTHÈQUE NATIONALE
R F
IMPRIMÉS

PARIS

OCTAVE DOIN ET FILS, ÉDITEURS

8, PLACE DE L'ODÉON, 8

—

1911

8:T$^{126}_{e}$
447

PATHOGÉNIE ET TRAITEMENT

DE

L'ÉCLAMPSIE PUERPÉRALE

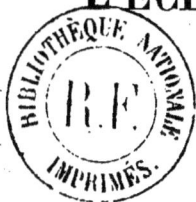

BIBLIOTHÈQUE NATIONALE
R.F.
IMPRIMÉS

8 Te 126
447

SOCIÉTÉ OBSTÉTRICALE DE FRANCE

Session du 5-7 octobre 1911

PATHOGÉNIE ET TRAITEMENT

DE

L'ÉCLAMPSIE PUERPÉRALE

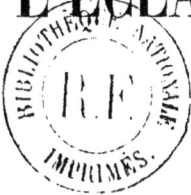

PAR

MM. BAR et COMMANDEUR

PARIS

OCTAVE DOIN ET FILS, ÉDITEURS

8, PLACE DE L'ODÉON, 8

1911

DE LA PATHOGÉNIE

ET DU

TRAITEMENT DE L'ÉCLAMPSIE PUERPÉRALE

Par MM. Bar et Commandeur

Nous ne nous proposons pas de vous apporter dans ce rapport un plaidoyer en faveur d'une théorie pathogénique nouvelle ou d'un traitement nouveau de l'éclampsie. Nous croyons faire œuvre plus utile en présentant ici l'exposé critique des efforts faits de tous côtés pour solutionner le double problème pathogénique et thérapeutique que nous avons mission d'étudier.

Nous ne pouvions, sans donner à ce rapport un développement qui eut paru excessif, passer en revue les travaux déjà anciens dont beaucoup n'ont plus aujourd'hui qu'un intérêt historique et il nous a fallu nous fixer, en quelque sorte, un point de départ. Nous l'avons, d'un commun accord, fixé aux environs de 1895.

De cette époque, en effet, datent les recherches chimiques, biologiques, etc. qui, portant sur le sang, sur l'urine, ont permis de transformer la théorie de l'auto-intoxication gravidique. C'est enfin en 1896 qu'eut lieu à Genève le dernier grand débat sur le traitement de l'éclampsie puerpérale [1].

Cet exposé des travaux qui se sont multipliés pendant ces seize dernières années ne doit pas être, dans notre pensée, une sorte de revue générale enregistrant des documents, sans que nous essayons de les peser ni de les juger. Nous nous attacherons donc, tout en mettant en lumière les faits acquis, à signaler la fragilité des séduisantes conceptions pathogéniques, des nombreuses propositions thérapeutiques que les chercheurs nous présentent chaque jour.

Nous n'ignorons pas qu'en agissant ainsi nous risquons fort de

---

1. *Congrès international de gynécologie de Genève*, 1896. Discussion sur le traitement de l'éclampsie.

1

donner à notre rapport une conclusion qui semblera à beaucoup décourageante.

L'énorme effort fait de tous côtés depuis quinze ans pour clarifier le problème de la pathogénie de l'éclampsie et pour donner au traitement de cette grave complication de la grossesse une base certaine, apparaîtra à beaucoup comme ayant donné un bien faible résultat. Mais nous espérons que, pour être moins brillantes que si nous nous étions montrés les avocats décidés de telle ou telle théorie, de telle ou telle méthode thérapeutique, nos conclusions vous paraîtront, avec leurs réserves, plus conformes à la vérité.

Si nous réussissons, notre rapport contribuera peut-être à apporter un peu de lumière et quelques précisions dans des questions encore obscures ; il n'aura pas été inutile.

PATHOGÉNIE DE L'ÉCLAMPSIE

Par M. Bar.

I

Etat de la science aux environs de l'année 1895.

Quelles étaient les idées régnantes, aux environs de l'année 1895, sur la nature de l'éclampsie puerpérale ?

La conception de l'éclampsie névrose était, en réalité, abandonnée.

Les heureux résultats donnés par le régime lacté dans le traitement de l'albuminurie gravidique, l'autorité de Tarnier affirmant que jamais il n'avait observé d'éclampsie chez une femme soumise depuis huit jours à un régime lacté sévère, si grave que fut l'albuminurie, si inquiétants que fussent les prodromes de l'éclampsie[1], la constance généralement admise de l'albuminurie avant l'apparition des accès, tout incitait, en France, à attribuer à la lésion rénale une place prépondérante parmi les facteurs de l'éclampsie.

L'éclampsie était tenue pour une intoxication, et cette intoxication semblait démontrée par ce double fait constaté expérimentalement :

1° Chez les éclamptiques le sérum sanguin a une toxicité qu'on peut tenir pour trois à cinq fois plus grande que celle du sérum de femme enceinte normale ;

2° L'urine a une toxicité moindre que celle des femmes gravides saines.

---

1. Tarnier et Budin. Art. Eclampsie, par Bar, in *Traité de l'art des accouchements*, t. III. p. 738.

Les poisons créés dans l'organisme et retenus par suite de la lésion rénale étaient la cause de tout le mal.

On avait voulu préciser le mécanisme de cette intoxication, et il avait vite semblé qu'une théorie mettant en jeu le seul trouble apporté à l'excrétion rénale par une néphrite était insuffisante.

Bouchard et ses élèves avaient attiré l'attention sur le rôle protecteur du foie contre les intoxications, surtout contre les intoxications d'origine intestinale. Hanot[1] avait, d'autre part, dans un rapport très remarqué, montré le rôle des intoxications d'ordre intestinal dans l'étiologie des hépatites, et l'attention des accoucheurs avait été attirée par la fréquence de l'ictère dans certaines formes, les plus graves, d'éclampsie. Enfin Jürgens[2] avait montré que, chez les éclamptiques, le foie présentait des lésions hémorrhagiques d'une localisation particulière.

De tous côtés on s'était donc appliqué à étudier les lésions du foie dans l'éclampsie[3].

La défaillance du foie prouvée par les lésions hémorrhagiques décrites de tous côtés devait jouer un rôle capital et les esprits étaient d'autant plus disposés à accepter cette conception que Tarnier[4] aimait à rappeler que, depuis longtemps, il avait attiré l'attention sur la surcharge du foie en graisse chez les accouchées, sur la dégénérescence graisseuse du foie pendant la grossesse.

Les accoucheurs français tentèrent donc d'expliquer par les troubles fonctionnels du foie l'éclampsie puerpérale et s'appliquèrent à trouver dans les faits mis en lumière par Bouchard et ses élèves Roger et Charrin, la démonstration de tout un système pathogénique qu'on résumait volontiers par ce seul mot : la théorie de l'hépato-toxémie gravidique, théorie expliquant l'éclampsie et nombre de complications de la grossesse.

On peut suivre les phases de cette évolution en se référant aux travaux suivants :

Le mémoire de Rivière « Pathogénie et traitement de l'auto-intoxication éclamptique », 1888, exposé tout théorique, sans recherches personnelles, de cette application des doctrines de Bouchard à la solution du problème de la pathogénie de l'éclampsie ;

1. HANOT. Rapports de l'intestin et du foie. (*Congrès de médecine de Bordeaux*, 1896.)

2. JÜRGENS. *Berliner klin. Woch.*, 1886, p. 515.

3. Voyez l'historique de ces recherches *in* BAR. Le foie des éclamptiques. (*Leçons de pathologie obstétricale*, p. 11 et suivantes, 1907.)

4. TARNIER. Note sur l'état graisseux du foie chez les femmes mortes après l'accouchement. (*Soc. anat.*, 1856.)

2° La remarquable thèse de Bouffe de Saint-Blaise, 1891, sur les lésions anatomiques que l'on trouve dans l'éclampsie puerpérale, thèse partie des recherches de Pilliet;

3° L'article « Éclampsie » de Bar dans le *Traité de l'art des accouchements* de Tarnier et Budin, 1898.

4° Le rapport que, quelques mois plus tard, Bouffe de Saint-Blaise présentait au Congrès périodique d'Obstétrique, de Gynécologie et de Pédiatrie, à Marseille, 1898 ;

5° Enfin l'article « Pathogénie des accès éclamptiques » dans le *Précis d'obstétrique*, de Ribemont-Dessaignes et Lepage.

En 1898, la théorie de l'hépatotoxémie gravidique qui était, en somme, l'application à la pathologie de la grossesse de faits se rapportant à la pathologie générale ne laissait pas d'être un peu vague. Pour la plupart des accoucheurs, le foie impuissant ne défendait plus l'organisme et, pour la moindre cause, des accidents graves, voire l'éclampsie, pouvaient éclater.

A cette époque, Bar, après avoir indiqué le rôle protecteur du foie contre les poisons nés dans le tube digestif, écrivait : « Chez les éclamptiques, chez les femmes en imminence d'attaque, le foie a perdu son pouvoir protecteur et des substances très toxiques viennent s'ajouter ainsi à celles résultant de la destruction des cellules hépatiques et à celles qui, déchets normaux ou anormaux de la vie cellulaire, ne peuvent s'éliminer par le rein malade. Une toxémie à marche rapide, à gravité extrême, peut ainsi se trouver constituée. Telle serait l'éclampsie, dans laquelle il y aurait dans le sang accumulation de toxines qui varieraient à l'infini dans leur composition chimique, mais dont le pouvoir toxique serait énorme [1]. »

Si nous nous en rapportons à cet exposé de l'origine hépatique, hépato-toxémique pour employer l'expression de Pinard, de l'éclampsie, on avait alors tendance à subordonner la lésion rénale à la lésion hépatique.

Quant à l'origine du poison, on ne la précisait guère : la plupart des auteurs l'estimaient inconnue.

Bar montrait qu'aucune des recherches entreprises dans le but de démontrer l'origine microbienne de l'éclampsie n'avait donné de résultat probant [2].

On admettait volontiers que l'œuf ne devait pas être étranger à la production des accidents d'auto-intoxication gravidique. La facilité

---

1. BAR. *Loc. cit.*, p. 730.

2. BAR. Est-il démontré que l'éclampsie est une maladie microbienne ? (*Obstétrique*, 1898, p. 481.)

avec laquelle ces accidents cessent quand l'œuf est mort ou à plus forte raison quand la grossesse est interrompue, devait d'autant plus attirer l'attention sur cette origine de l'éclampsie que celle-ci était souvent arrêtée par la mort de l'enfant ou par l'accouchement.

On disait volontiers :

Le placenta qui laisse passer les toxines de la mère au fœtus, est également perméable à ces toxines quand elles vont du fœtus à la mère. La nutrition n'allant pas sans production de poisons, de toxines, le fœtus le plus normal ne se développe pas sans en produire ; ces toxines sont jetées dans l'organisme maternel et sont une des sources de l'auto-intoxication gravidique.

Il était naturel de penser que ces poisons, ces toxines, produits de la nutrition fœtale, fussent incriminés comme facteurs pathogéniques de l'éclampsie.

Cependant l'attention était si peu attirée sur l'origine ovulaire de l'éclampsie que Bar dans l'article du traité de Tarnier et Budin, que Ribemont-Dessaignes et Lepage dans leur *Précis* n'y font guère allusion.

La conception d'une intoxication spéciale provenant de la suppression des règles ne paraissait pas devoir trouver beaucoup de partisans [1].

Beaucoup cherchaient la cause première des accidents dans les poisons intestinaux dont Bouchard, Roger et Charrin avaient, comme je l'ai dit, montré le rôle en pathologie hépatique. Capables de précipiter les lésions hépatiques, non neutralisées par suite de ces lésions, ils semblaient devoir être d'autant plus incriminés que les résultats donnés par le régime lacté apparaissaient plus heureux.

Pour beaucoup le lait agissait, en effet, en réduisant les fermentations intestinales et, par suite, la genèse des poisons causes du mal.

Telles étaient les idées pathogéniques classiques vers 1895.

II

Vue générale sur les travaux des quinze dernières années.

L'œuvre des quinze dernières années a été particulièrement touffue. Si complexe qu'elle soit, il est facile de dégager quelques idées directrices, quelques résultats prédominants :

---

1. BOUFFE DE SAINT-BLAISE. *Congrès périod. de gyn., d'obst. et de péd.*, Marseille, 1898, p. 453.

1° Le sens exact qu'on doit attribuer au mot «éclampsie» s'est précisé ;

2° On s'est attaché à mieux déterminer les caractères objectifs, le degré, la fréquence des lésions hépatiques et des lésions rénales ; on a déterminé leur moment d'apparition et on a tenté de fixer la place qu'il convenait d'attribuer à ces lésions parmi les facteurs pathogéniques de l'éclampsie ;

3° On s'est écarté de plus en plus des conceptions qui faisaient de l'éclampsie la manifestation d'une maladie infectieuse ou d'une névrose ;

4° De plus en plus on tient cette complication de la grossesse pour conséquence d'une toxémie.

L'effort le plus grand a été certainement fait dans le but de découvrir :

A. L'origine du poison ;

B. Son mode d'action.

Nous pouvons bien dire, dès notre premier mot, que, malgré la multitude des travaux accumulés de toutes parts, le coup de baguette en quelque sorte magique qui, en un instant, solutionne les problèmes les plus obscurs, n'a pas été donné. Pendant ces quinze années, aucune conclusion comparable à celle de Pasteur dessinant sur le tableau de l'Académie de médecine le streptocoque, cause de l'infection puerpérale, à celle de Koch décrivant le bacille tuberculeux, à celle de Schaudinn découvrant le spirille de la syphilis n'a été formulée.

On ne sait rien de précis sur la nature du poison éclamptique, mais les tentatives qui ont été multipliées pour découvrir l'origine première de ce poison encore hypothétique, son mode d'action ont provoqué des recherches intéressantes dont on ne peut contester l'importance.

Les recherches qui ont été faites dans l'espoir de découvrir l'origine première du poison ont conduit à étudier le rôle pathogénique joué par :

A. Nombre de glandes à sécrétion interne notamment :

    α. Par le corps thyroïde et ses parathyroïdes ;

    β Par les glandes surrénales ;

    γ Par l'hypophyse ;

    δ Par l'ovaire et du corps jaune.

B. Par la mamelle.

C. Par l'œuf lui-même :

    α Placenta ; β fœtus ; γ liquide amniotique.

D'autre part, les recherches entreprises dans le but de découvrir le mode d'action des poisons, ont obligé les chercheurs à pousser de plus en plus loin l'étude clinique et anatomo-pathologique de l'éclampsie.

La signification, les conséquences de certaines lésions, de certains faits pathologiques ont été mieux comprises, et des tentatives, tout empiriques, de traitement se sont trouvées justifiées, témoins : l'hypertension, qui explique au moins en partie les heureux résultats de la saignée ; l'œdème rénal, qui explique les éclipses, l'arrêt total de l'excrétion urinaire et justifie la décapsulation des reins ; les lésions cellulaires diffuses du foie qui permettent de comprendre l'intoxication acide qui complique et suit si souvent les accès.

J'étudierai successivement :

1° Le sens exact qu'il convient d'attribuer aujourd'hui au terme « Éclampsie » ;

2° Les travaux récents sur les caractères objectifs, le degré, la fréquence, le moment d'apparition des lésions hépatiques et rénales, et comment ces travaux peuvent servir à la solution du problème pathogénique de l'éclampsie ;

3° Le rôle de l'hypertension dans la genèse de l'éclampsie ;

4° Le rôle d'une névrose, de phénomènes d'ordre réflexe ;

5° L'intervention d'un facteur microbien ;

6° Les travaux faits pour démontrer la nature toxhémique de l'éclampsie ; .

7° Les recherches entreprises pour découvrir la cause première de la toxhémie éclamptique.

III

Sens exact qu'il convient d'attribuer au terme « Éclampsie »

« Éclampsie » est un terme, clinique comme le terme coxalgie, que nous a légué le XVIIIe siècle et auquel s'applique étroitement l'idée d'accès convulsifs.

Ces deux idées apparaissent si liées que Ribemont-Dessaigne et Lepage[1], s'appuyant sur l'enseignement de Pinard, l'avaient, dans leur *Précis*, remplacé par le terme « accès éclamptiques ».

Les travaux faits dans ces dernières années ont montré que le terme *éclampsie* méritait d'être conservé, mais qu'il convenait de le rendre plus compréhensif qu'il ne l'était il y a quelques années.

Les faits publiés par Bar[2], par Bouffe de Saint-Blaise[3], ont prouvé

1. RIBEMONT-DESSAIGNE et LEPAGE. *Précis d'obstétrique*, 1904, p. 611.

2. BAR. *Traité de l'art des accouchements*, de TARNIER et BUDIN, 1898.

3. BOUFFE DE SAINT-BLAISE. *Rapport au Congrès national d'obstétrique, etc.*, 1898.

que des femmes pouvaient mourir sans accès convulsifs, après avoir éprouvé, mais singulièrement intenses, les accidents réputés prémonitoires des accès, ayant eu du coma, de l'anurie, etc.

Le foie présente, chez ces femmes, des lésions identiques d'aspect à celles qu'on trouve chez les femmes mortes pendant ou après les accès.

Bar a montré qu'en examinant le placenta ou le foie[1] chez certaines femmes mortes après des accès, mais ayant éprouvé auparavant des accidents plus ou moins graves, on pouvait, par l'âge différent des foyers dégénératifs, retrouver la trace des crises morbides antérieures et reconstituer en quelque sorte la marche de la maladie.

Les observations d'éclampsie sans accès récemment publiées par Bauer, Dienst, Esch, Schmorl, Bender, Jardine, Macé et Gaillard, Chirié ont de nouveau attiré l'attention sur ces faits, et aujourd'hui il semble que le terme *éclampsie* ne doive plus s'appliquer seulement aux seuls cas où il y a des accès.

Les accès ont cependant une importance telle que j'avais proposé de désigner l'état morbide dans lequel il n'y a pas d'accès convulsifs, par un mot spécial « éclampsisme[2] ». Ce terme, critiqué par quelques-uns, a été adopté par beaucoup. Si on l'accepte, on pourrait conserver le mot *éclampsie* pour le réserver aux cas où il y a des accès convulsifs.

Je reconnais volontiers que les inconnues du problème de la nature de l'éclampsie sont encore telles qu'il est bien difficile de fixer la limite où commencent l'*éclampsie*, l'éclampsisme définis comme je viens de le faire. Mais cette limite se précisera d'elle-même à mesure que la pathogénie de l'éclampsie sera mieux connue et, malgré cet inconvénient, *il convient d'attribuer au terme éclampsie et éventuellement au terme éclampsisme le sens élargi que je viens d'indiquer.*

IV

Travaux sur les caractères objectifs, le degré, la fréquence, le moment d'apparition des lésions rénales et des lésions hépatiques. — Comment ces travaux peuvent servir à la solution du problème pathogénique de l'éclampsie.

A. — Lésions rénales

Personne ne soutient plus que la cause première soit, comme le pensait Halbertsma, une compression d'un ou des deux uretères. Que

1. BAR. *Leçons de pathologie obstétricale*, II, 1907.
2. BAR. *Traité de l'art des accouchements*, par TARNIER et BUDIN, 1898.
— Voyez Eclampsisme et éclampsie sans accès. (*Revue mensuelle de gynécologie et d'obstétrique*, 1908, p. 41.)

cette compression existe, qu'elle puisse conduire à une dilatation urétérale et devenir un facteur de gêne à l'excrétion rénale, condition favorable à la genèse ou à l'aggravation d'une pyélonéphrite, cela est certain ; qu'elle soit un facteur de premier rang dans la genèse des néphrites des éclamptiques, cela ne peut guère être soutenu et n'est plus soutenu.

Ce point précisé, quelle place attribue-t-on aux lésions rénales parmi les facteurs de l'éclampsie?

Considérons d'abord le cas de l'éclampsie avec accès convulsifs. Il est bien certain que la plupart de ces femmes sont des albuminuriques au moment où elles ont leur premier accès ; on peut, en principe, les tenir pour des néphritiques.

Il y a quelques années, on considérait la lésion rénale comme la conséquence d'un empoisonnement spécial. Les poisons nés d'échanges ralentis, altéraient le rein et la lésion rénale intervenait en accroissant, par l'obstacle apporté à l'élimination des poisons, les risques d'intoxication. Finalement, la lésion rénale apparaissait comme un accident précoce, nécessaire, d'où dérivaient tous les autres et auquel il convenait finalement d'attribuer l'éclampsie.

Il semble certain que, s'il y a une néphrite gravidique précédant l'éclampsie, elle n'est pas le résultat d'une auto-intoxication par ralentissement de la nutrition générale.

Bar[1] a montré que les conditions dans lesquelles se faisait la nutrition générale dans l'organisme gravide n'autorisaient pas à admettre un ralentissement de la nutrition.

Si on examine l'urine pendant la seconde moitié de la gestation, si on compare l'azote, les phosphates, etc., ingérés et excrétés, on constate qu'un poids notable est conservé ; mais Bar a montré qu'il n'y a ni ralentissement de la nutrition, ni rétention au sens pathologique de ce mot. Ce qui manque se retrouve dans le fœtus, sauf un reliquat qui contribue à accroître le capital maternel.

Et il a conclu que *la gestation des mammifères est peut-être le seul, certainement le plus bel exemple de symbiose homogène harmonique entre deux êtres.*

Les faits sur lesquels s'est appuyé Bar ont été pour la plupart observés sur des chiennes. Les recherches de Murlin[2], celles de Hoffström[3]

1. Bar. *Leçons de pathologie obstétricale*, 1907, II, p.   .

2. Murlin. Metabolism of development, Nitrogenbalance during pregnancy of the dog. *The Am. j. of Phys.*, XXVII, novembre 1910, p. 77.

3. Hoffström. Une expérience sur les échanges nutritifs pendant la grossesse. (*Obstétrique*, 1910, p. 1060.)

dans une expérience prolongée sur la femme gravide, ont confirmé, dans leurs grandes lignes, ces conclusions.

Mais Bar a également montré que, pendant la première moitié de la gestation, la présence d'un œuf qui demande à peine quelques matériaux pour s'édifier, provoque dans certains organismes maternels de la rétention azotée, dans certains autres une désassimilation parfois notable et s'accompagnant souvent de phénomènes généraux, de troubles digestifs pouvant devenir fort graves et faisant songer à des phénomènes d'anaphylaxie. Tout se passe comme si l'œuf naissant jetait dans l'organisme maternel des ferments protéolytiques, des cytolysines.

Quelle que soit sa cause première le fait existe et on l'observe fréquemment chez la femme.

De la désassimilation témoignent les traits tirés, l'amaigrissement, l'odeur diacétique de l'haleine et, dans l'urine, le poids élevé de la molécule élaborée moyenne, la toxicité plus marquée, le taux élevé de l'azote, le rapport azoturique faible, la richesse en carbone. Des troubles gastro-intestinaux témoignent l'inappétence, les vomissements, une constipation ou parfois une diarrhée opiniâtre, du subictère, des urines riches en scatol, en indican, en urobiline contenant parfois des pigments biliaires, et en abondance du carbone.

C'est à cette période que, chez les prédisposées, se réveillent ou éclatent les appendicites, les pyélites, où se déclare parfois l'angiocholite et où peut paraître l'albuminurie.

La symbiose harmonique homogène de la seconde moitié de la grossesse n'existe qu'à la condition que les deux organismes en symbiose, œuf et mère, soient normaux : *fœtus sanus in matre sanâ*. S'il n'en n'est pas ainsi, les réactions sollicitées par la présence de l'œuf ne peuvent se développer franchement ; un état d'intoxication peut se trouver créé. Une néphrite peut s'ensuivre, néphrite à évolution rapide ou lente, atteignant légèrement ou gravement les éléments épithéliaux du rein suivant le degré de l'anomalie de la nutrition, suivant le coefficient de résistance des reins (néphrites antérieures, etc.), suivant que des circonstances adjuvantes, compression de l'uretère, stase rénale, font plus ou moins sentir leur action.

Il n'est pas douteux qu'une insuffisance rénale, qu'une rétention pathologique de substances toxiques puisse naître ainsi.

Les travaux récents montrent-ils que l'insuffisance rénale précède l'éclampsie et en soit la cause?

Ahlfeld a repris, en 1908, cette question de l'insuffisance rénale avant l'éclampsie et la considère comme nécessaire. Cette insuffisance serait de rigueur chez les primipares, elle pourrait s'observer chez les multipares dont les reins étaient malades avant la grossesse. Chez ces femmes les poisons qui se forment au niveau du placenta ou de la caduque, ne pourraient s'éliminer et l'éclampsie naîtrait[1]. L'insuffisance rénale, plutôt que le poison primitif, serait la cause première de l'éclampsie.

Cette conception d'Ahlfeld est, en somme, l'ancienne théorie, modernisée en ce qui concerne l'origine du poison. Il est fâcheux que l'auteur n'apporte aucun document personnel à l'appui de sa thèse.

Que disent les faits ? Il résulte des recherches de Bar que, dans tous les cas où la mort a suivi les accès d'éclampsie, les reins se sont montrés histologiquement malades[2]. Mais il résulte aussi de ces recherches que les lésions rénales se sont montrées très graves dans 16,66 p. 100 seulement des cas ; elles étaient de moyenne intensité dans 37,50 p. 100 des cas ; elles apparaissaient légères dans 45,80 p. 100 des cas.

Les lésions portaient essentiellement sur les glomérules et sur l'épithélium des tubes contournés ; elles portaient également sur le tissu intertubulaire et il y avait, dans certains cas, un œdème congestif analogue à celui qu'on observe dans la néphrite scarlatineuse.

Le tissu glandulaire était, pour ainsi dire, étranglé dans la capsule et on a pu comparer cet état à celui d'un véritable glaucome.

La présence constante de lésions rénales autorisait-elle à penser que, par le trouble apporté à l'excrétion urinaire, elles avaient été la cause de l'éclampsie ? On devait en douter.

D'une part, les lésions rénales apparaissaient relativement légères dans nombre de cas et hors de proportion avec la gravité des accidents observés. D'autre part, si les lésions rénales paraissaient anciennes, profondes et plus graves dans les cas où les accès avaient été précédés d'une période plus ou moins longue d'albuminurie, d'éclampsisme, elles étaient toutes récentes dans les cas où les accès avaient débuté brusquement. Dans ces derniers cas, les lésions semblaient contemporaines des accès.

Ces constatations d'ordre anatomo-pathologique n'eussent guère pu servir à la solution du problème si elles n'avaient été éclairées par l'étude du fonctionnement des reins.

L'exploration fonctionnelle des reins à l'aide du bleu de méthylène ou de la phloridzine a conduit, en effet, à des constatations encore plus intéressantes[3].

1. Ahlfeld. Zur Pathogenese der Eklampsie. (*Zeits. für Geb.*, 1908, t. LXIII, p. 31.)

2. Bar. Les reins des éclamptiques. (*Leçons de pathologie obstétricale*, t. II, p. 73.)

3. Potocki. Sur la perméabilité rénale chez les éclamptiques. (*Bulletin*

Cette exploration a montré que des femmes pouvaient être atteintes d'éclampsie convulsive, tout en ayant eu avant les accès, tout en ayant après les accès une perméabilité rénale très bonne, tout en réagissant normalement à l'épreuve de la phloridzine.

Mais l'expérience a montré aussi que, dans les cas d'éclampsie très grave, il est non pas constant mais commun d'observer une prolongation très grande de l'élimination du bleu par les reins avec des éclipses prolongées et même parfois une absence à peu près complète d'élimination ; de même l'épreuve de la phloridzine peut donner dans ces cas un résultat négatif ou presque négatif.

En rapprochant des lésions anatomiques ces résultats expérimentaux, on les explique aisément. Les résultats normaux ou presque normaux s'observent dans les cas où les reins sont peu atteints ; les résultats négatifs, dans ceux où il y a des lésions graves et notamment un œdème intense du rein.

Ces recherches n'autorisent pas à dire, comme on l'a fait, que l'éclampsie apparaît de préférence chez les femmes qui n'ont pas de lésions rénales ; mais *elles autorisent à dire que l'éclampsie convulsive mortelle peut apparaître chez des femmes dont les reins sont capables de bien fonctionner.*

.   Les recherches cliniques montrent que l'éclampsie peut apparaître chez des femmes dont les reins fonctionnent bien.

On a peu cherché à déterminer, dans ces dernières années, le degré d'activité du fonctionnement des reins par les variations de la toxicité urinaire et de la masse de substances toxiques éliminées par les reins. On comprend cette réserve quand on pense aux causes d'erreur qui interviennent quand on fait cette recherche.

Des faits que j'ai personnellement observés, il résulte que dans les cas où les accès d'éclampsie sont précédés d'une longue période d'oligurie avec albuminurie croissante, il est habituel d'observer une diminution de la masse de poisons éliminés par les reins. Mais j'ai observé des faits dans lesquels il n'y avait oligurie que deux ou trois jours, ou même quelques heures avant le premier accès. La réduction dans l'élimination des poisons n'existait qu'à ce moment, et il semble bien difficile d'admettre que cette courte et toute relative rétention ait pu être la cause des accès.

Enfin, j'ai vu des cas dans lesquels des accès ont pu survenir sans

médical, 1898, p. 105.). — BAR, MENU et MERCIER. Faits pour servir à l'étude de la perméabilité rénale. (*Soc. obst. de Paris,* 1898, p. 64.) — VAN DE VELDE. *IIIᵉ Congrès international de gynécologie et d'obstétrique,* Amsterdam, 1899. — BAR. *Leçons de pathologie obstétricale,* II, p. 128. — GOIN, GUÉNARD. *Thèses de Paris,* 1898.

qu'il y ait eu aucune réduction, ni avant ni après l'accès, dans la masse des toxines urinaires éliminées dans l'unité de temps.

D'autre part, l'analyse chimique des urines montre, dans certains cas, que l'urine, au moment où éclate l'accès, est abondante, non albumineuse et se rapproche tellement de la normale qu'on ne peut parler de lésion rénale. Bar avait déjà signalé le fait[1], et les observations qui font la base de la remarquable thèse de Daunay[2] sont, à cet égard, particulièrement suggestives. Elles montrent, en outre, que les éclamptiques deviennent toutes, après le premier accès, des albuminuriques.

Le trouble apporté au fonctionnement rénal après les accès peut présenter tous les degrés et atteindre un paroxysme qui se manifeste par un arrêt presque absolu d'excrétion urinaire. A peine quelques gouttes d'une urine lourde, chargée de sels, de pigments, de méthémoglobine, s'écoulent-elles. Au bout de plusieurs heures, l'excrétion urinaire peut graduellement se rétablir; mais parfois un état d'anurie presque complet persiste jusqu'à la mort. Le tissu rénal étranglé dans la capsule ne peut plus fonctionner. Si on n'intervient à temps, le rein est un organe perdu.

Mais il n'en est pas toujours ainsi. L'albuminurie peut être légère et laisser intact le fonctionnement rénal. L'urine contient de l'urobiline, des pigments biliaires, un excès de purines, des phosphates, et cela en plus ou moins grande quantité et pendant un temps plus ou moins long; puis tout rentre dans l'ordre après une crise de polyurie ordinairement intense. Parfois, même dans ces cas, la femme peut mourir.

Il ressort de ces faits que le trouble de l'excrétion urinaire ne précède pas nécessairement l'accès ; il peut être contemporain de celui-ci.

B. *Lésions rénales précédant l'éclampsisme.* — Ce que je viens de dire me dispense d'insister sur ce qu'on observe dans le cas d'éclampsisme. Habituellement les malades présentent tous les signes d'une néphrite avec oligurie, albuminurie intense, mais on peut, dans des cas, rares il est vrai, voir naître l'éclampsisme chez des malades dont l'urine, de quantité peu réduite, chargée en sels, en pigments, en azote et en carbone, avec des quantités variables d'albumine, témoigne d'un fonctionnement rénal suffisant.

Je conclus : *L'arrêt ou l'insuffisance caractérisée de la fonction*

1. Bar. De l'excrétion urinaire chez les éclamptiques. (*Soc. méd. des hôpitaux*, 23 mars 1900.)

2. Daunay. *Remarques sur quelques-unes des modifications de l'urine chez les éclamptiques. Thèse Paris*, 1908.

*rénale précède, dans la très grande majorité des cas, accompagne
le plus souvent le syndrome d'éclampsisme, mais il n'est pas une
condition nécessaire de son apparition.*

B. — Lésions hépatiques

A l'origine, la lésion hémorrhagique avait paru caractéristique de
l'éclampsie ; les lésions cellulaires semblaient secondaires (Pilliet [1],
Bouffe de Saint Blaise [2]).

Il est acquis depuis les travaux de Lubarsch [3], de Schmorl [4], de
Bar [5], que la lésion est double : cellulaire et hémorrhagique. La
lésion capitale est la lésion cellulaire.

La lésion hémorrhagique est caractérisée par des suffusions sanguines localisées autour des vaisseaux, souvent thrombosés, de l'es-
pace de Kiernan, siégeant parfois autour des vaisseaux sus-lobu-
laires. A leur niveau, les cellules hépatiques sont souvent dégéné-
rées.

Les lésions cellulaires sont dégénératives. La mortification des cellules est plus ou moins prononcée, mais le point capital est la diffusion extrême de ces lésions qui paraissent, dans la plupart des cas, de
même âge. Il semble qu'une cause destructive ait agi, en un même
instant, sur toutes les parties malades.

J'ai déjà dit que dans les cas où les accès d'éclampsie ont été précédés de crises d'éclampsisme, on peut trouver dans le foie des lésions
anciennes, d'âge différent, qui paraissent contemporaines de ces
crises.

Il est commun d'observer, au niveau des zones de cellules dégéné-
rées, un coagulum fibrineux dans les capillaires. Dans l'éclampsie,
les conditions favorables à la coagulation sont, du reste, réunies
(voy. p. 28). Il y a habituellement une leucocytose très active au
moment des accès, leucocytose qui disparaît vite quand la guérison
se dessine ; d'autre part, nous savons que la fibrine est accrue. Mais
on ne peut dire si la coagulation constitue ici le phénomène primitif
ou si elle est la conséquence de la dégénérescence brutale des cellules.

1. Pilliet. Lésions hépatiques de l'éclampsie puerpérale. (*Nouvelles archives
d'obstétrique et de gynécologie*, 1888, p. 504.)

2. Bouffe de Saint-Blaise. Lésions anatomiques que l'on trouve dans
l'éclampsie puerpérale. (*Th. Paris*, 1891.)

3. Lubarsch. Ueber das anatomische Verhalten der Leber bei der puerperale
Eklampsie. (*Thèse Königsberg*, 11 mars 1892.)

4. Schmorl. *Path. anat. Untersuchungen über puerperalen Eklampsie*,
Leipzig, 1893.

5. Bar et Guieysse. Lésions du foie et des reins chez les éclamptiques. (*Soc.
obst. de France*, 23 avril 1897; *Soc. obst. de Paris*, 1899, p. 53; *Leçons de pathologie obstétricale*, 1907, p. 11.)

Ces lésions sont-elles constantes dans l'éclampsie? Bar[1] déclare qu'il n'a pu trouver un seul cas dans lequel il n'ait vu dans le foie des lésions dégénératives, lésions plus ou moins graves, plus ou moins étendues, mais réelles.

Telles sont les conclusions qui se dégagent des recherches de Bar. Les recherches récentes de Schickele[2] en ont confirmé l'exactitude.

Dans quelle mesure ces faits anatomo-pathologiques peuvent-ils servir à éclairer la pathogénie de l'éclampsie?

1° La double lésion hépathique est-elle pathognomonique de l'éclampsie? 2° Peut-elle être tenue pour la cause de l'éclampsie?

1° *La double lésion hépatique, hémorragique et cellulaire, n'est pas pathognomonique de l'éclampsie.*

Si on considère les lésions dégénératives, ce sont celles qu'on trouve dans maintes intoxications. Il n'est donc pas étonnant que des expérimentateurs aient pu les observer quand ils injectaient à des animaux de la pulpe de placenta ou de fœtus d'une autre espèce, c'est-à-dire une albumine étrangère; j'ai pu la constater après des injections d'urine, de sérum provenant de femmes saines ou éclamptiques. Chirié a pu la produire en comprimant les veines rénales et il lui a suffi d'exercer une compression très brève pour la produire.

Quant aux lésions hémorrhagiques elles sont souvent observées après les accès convulsifs.

2° Pour banale qu'elle soit, la lésion hépatique peut-elle être tenue pour la cause de l'éclampsie?

Il est certain qu'elle peut être contemporaine du premier accès et on en a la preuve quand on a pu examiner l'urine avant cet accès et continuer cet examen heure par heure après lui.

Avant l'accès, dans le cas où il apparaît soudainement, l'urine est claire; elle peut ne pas contenir d'albumine, d'urobiline. Une demi-heure après, elle contient déjà de l'albumine et, suivant la gravité et le nombre des accès, soit de l'urobiline, soit des pigments biliaires, soit même de la méthémoglobine; plus tard des phosphates en excès et enfin des urates en grande quantité. Cette élimination peut être à peine sensible et durer trois à quatre heures, puis tout rentre dans l'ordre. Elle peut persister plus longtemps et coïncider, dans les

1. BAR. Leçons de pathologie obstétricale, II, p. 62.
2. SCHICKELE. Beitraege zur Physiologie und Pathologie der Schwangerschaft. (Archiv für Gynæk., t. XCII, p. 374.)

cas où les accès se répètent et sont violents, avec une oligurie marquée.

Ces faits très nets, auxquels Daunay a fait allusion dans son intéressante thèse et dont je possède plusieurs observations très nettes, prouvent *que la lésion hépatique peut ne pas se manifester avant l'accès et sembler naître seulement au moment où cet accès se produit.*

C. — Lésions rénales et lésions hépatiques : leurs réactions réciproques, leur synergie pathogénique

Les lésions hépatiques et rénales observées dans l'éclampsie présentent une grande analogie quant à leur moment d'apparition, leur évolution rapide, leur diffusion.

Réagissent-elles les unes sur les autres?

Dans quelle mesure ces réactions, si elles existent, aident-elles à la constitution du syndrome éclampsie et contribuent-elles à lui donner sa gravité?

Dès 1900, Bar a posé la question en ces termes [1] :

« Connaît-on le lien qui unit ces phénomènes qui apparaissent simultanément et si vite : la lésion diffuse du foie, l'accès, la pénétration soudaine dans le sang de substances plus ou moins toxiques, le trouble de la fonction rénale?

Les cellules hépatiques, en se détruisant, mettent-elles en liberté des produits toxiques qui, pénétrant subitement dans le sang, agissent sur le système nerveux en provoquant des accès?

On ne sait rien de précis à cet égard. »

Ces problèmes ont-ils été solutionnés?

Tout ce que nous savons de la pathologie du foie nous montre le retentissement fréquent, rapide et presque constant, des lésions du foie sur les reins.

L'observation clinique montre, en outre, que dans l'éclampsie à début très brusque le trouble de l'excrétion rénale paraît suivre immédiatement la lésion hépatique. C'est, en effet, après le premier accès que dans la plupart de ces cas, on observe l'albuminurie et en même temps l'urobilinurie ou l'apparition de pigments biliaires dans l'urine. *Le trouble de l'excrétion rénale suit la lésion hépatique.*

Mais que se passe-t-il quand les accès sont précédés d'une longue période d'éclampsisme?

Ici le foie est atteint et les lésions, moins diffuses et moins profondes,

1. Bar. De l'excrétion urinaire chez les éclamptiques. (*Soc. médicale des hôpitaux*, 1900.) — 2. Hofbauer. *Zeitschrift für Geb.*, LXI, p. 200, et *Centralb. f. Gyn.*, 1908, p. 1469.

sont en somme celles qu'on trouve dans l'éclampsie avec accès ; elles peuvent être une cause de lésions rénales. Une néphrite se constitue avec œdème plus ou moins marqué. Tout donne à penser que la rétention d'origine rénale (Gouget) peut intervenir pour produire dans le foie des lésions cellulaires et diminuer ainsi ce coefficient de résistance qui joue dans l'éclampsie un rôle sur lequel Freund et Mohr [1] ont eu raison d'insister.

Je dois dire que Chirié place au premier rang le trouble de l'excrétion urinaire et je dirai plus loin que Dienst (voy. p. 29) attribue une importance particulière à la rétention de NaCl résultant de la néphrite. Elle serait la cause capitale de la précipitation de la fibrine, d'où les coagulas observés chez les éclamptiques dans de nombreux viscères et notamment dans le foie.

En somme,

Il résulte de ce qui précède que la lésion rénale paraît, dans les cas d'éclampsie à début brusque, suivre la lésion hépatique ;

Que, dans les cas où il y a eu une période plus ou moins longue d'éclampsisme, la lésion rénale, conséquence ou non de la lésion hépatique, est capable d'intervenir pour provoquer de nouvelles lésions hépatiques.

Mais par quel mécanisme ces lésions combinées du foie et des reins interviennent-elles pour causer l'éclampsie? Le problème n'est pas résolu, mais nous possédons quelques indices précieux qui pourraient aider à sa solution.

Nous savons que la pénétration brusque dans les vaisseaux sanguins de certains poisons (les phénols sont surtout actifs) peut provoquer de véritables accès d'éclampsie.

Il est possible que l'éclampsie expérimentale ainsi produite soit due à la seule pénétration du poison dans les vaisseaux sanguins et aux phénomènes réflexes qui en sont la conséquence (voy. p. 21).

Cependant, on peut remarquer qu'à doses égales ces poisons sont surtout éclamptigènes quand ils pénètrent par les veines du système abdominal. On sait de plus qu'il est commun d'observer alors dans le foie des lésions cellulaires très diffuses, qui rappellent celles de l'éclampsie.

Il est logique de penser que ces lésions ne sont pas un facteur éclamptigène négligeable, que l'autolyse brusque des cellules hépatiques jette dans la circulation des corps dont j'ai indiqué la genèse

1. FREUND et MOHR. Ueber die Rolle der Oelsaure bei der Eklampsie. (*Mon. f. Geb.*, 1911, t. XXXIII, p. 759.)

2

schématique[1], corps dont quelques-uns sont toxiques, et des ferments cellulaires dont beaucoup sont nocifs.

Ainsi a pu se trouver constitué un état toxique, à deux degrés pour ainsi dire, créé :

1° Par un poison primaire ;

2° Par des poisons secondaires résultant de l'action du poison primaire sur les éléments cellulaires et en particulier sur les cellules du foie.

Si on accepte, pour expliquer la toxhémie éclamptique, cette notion d'une intoxication à deux degrés, il devient possible de donner une interprétation acceptable de bien des faits cliniques.

Un poison primaire peut provoquer immédiatement les accès d'éclampsie.

Mais des poisons nés de l'autolyse, poisons secondaires, viennent s'ajouter à lui.

Ces poisons secondaires interviennent-ils pour provoquer les accès ? On ne le sait pas avec certitude, mais on peut affirmer qu'ils sont capables d'engendrer tous ces accidents, compagnons habituels des accès d'éclampsie puerpérale, et dont l'ensemble constitue le syndrome éclamptique.

Ils sont notamment le facteur capital des états d'ictère grave, avec ou sans ictère, du coma, de l'hyperthermie, etc., qu'on observe si souvent chez les éclamptiques.

Si on retient, d'autre part, que l'œdème des reins peut, chez les éclamptiques, conduire à une anurie presque absolue et à un véritable état urémique, que la rétention soudaine du NaCl peut provoquer des œdèmes rapides, capables de se localiser sur l'appareil pulmonaire, dans les centres nerveux, etc., on comprend vite et la complexité et la gravité extrême que peut présenter le syndrome éclamptique.

Cette conception d'une intoxication par un poison primaire et par des poisons secondaires, à laquelle s'est récemment rallié Hofbauer[2], permet de donner une interprétation acceptable de bien des faits cliniques.

On conçoit qu'au cours d'une injection intra-utérine, par exemple, la pénétration brusque du liquide (phénol, etc.) puisse provoquer un accès éclamptique ; mais l'accès passé, les reins éliminent un peu d'albumine, de l'urobiline, des phénols, etc. et le retentissement sur l'état général est presque nul. Le foie, sain auparavant, a été atteint, ainsi qu'en témoigne l'urine après l'accès, mais il l'a été peu et les phénomènes collatéraux de l'accès éclamptique ont été presque nuls.

1. BAR. *Leçons de pathologie obstétricale*, 1907, p. 344.
2. HOFBAUER. *Zeitschrift für Geb.*, LXI, p. 200 et *Cent. f. Gynäk.*, 1908, p. 1469.

On conçoit, par contre, que chez les malades (brightiques, hépatiques) présentant le syndrome hépatico-rénal, la moindre cause d'intoxication provoque des accès d'éclampsie graves et capables d'entraîner rapidement la mort.

Cependant, cette conception laisse irrésolu le problème de la cause primaire de l'éclampsie puerpérale, problème dont tant d'accoucheurs recherchent la solution.

Le syndrome éclamptique, créé comme je viens de l'exposer, n'a rien de spécial à la femme enceinte, mais il est certain qu'il acquiert chez celle-ci une gravité, une violence qui, en dehors de la grossesse, ne sont guère réalisées que dans les cas où il y a une profonde désorganisation du foie et des reins, gravité et violence qu'on n'observe même pas dans les cas où l'éclampsie apparaît plusieurs jours après l'accouchement.

D'où viennent cette gravité, cette violence de l'éclampsie gravidique?

De ce que des poisons d'une nocivité spéciale peuvent naître dans l'organisme gravide?

J'exposerai plus loin le bilan des recherches faites dans le but de démontrer la réalité et le mode d'action de ces poisons, mais auparavant je formulerai ainsi la conclusion qui se dégage de ce qui précède :

Il est vraisemblable que les lésions du foie et des reins jouent un rôle important comme causes de l'éclampsie. Mais elles sont une cause au second degré, nécessitant l'intervention d'une cause première.

Même si on conteste que les poisons secondaires produits par les lésions rénales et hépatiques soient la cause de l'éclampsie elle-même, on ne peut méconnaître qu'ils sont la cause directe de toute une série de symptômes plus ou moins graves.

V

Rôle de l'hypertension dans la genèse de l'éclampsie.

Pendant longtemps on admit que la grossesse constituait pour la femme une période où l'hypertension était de règle.

Queirel et Reynaud[1], Vaquez et Nobécourt[2], Bar[3], Chirié[4] ont

1. QUEIREL et REYNAUD. Tension artérielle et puerpéralité. (*XIII° Congrès international*, 1900, *Compte rendu section d'obstétrique*, p. 170.)

2. VAQUEZ et NOBÉCOURT. De la pression artérielle dans l'éclampsie puerpérale. (*Soc. méd. des hôpitaux*, 1857.)

3. BAR. *Leçons de pathologie obstétricale*, t. II, p. 668.

4. CHIRIÉ. Hypertension artérielle et accès éclamptiques. (*Thèse Paris*, 1907.)

déduit de leurs recherches que, dans la grossesse normale, il n'y a pas d'hypertension. Il y aurait même, d'après Queirel et Reynaud, tendance à hypotension pendant les derniers jours de la gestation. Une élévation persistante de la tension serait donc pathologique.

Il est certain que les états pathologiques qui, au cours de la grossesse, sont susceptibles de causer une hypertension sont nombreux. Ils peuvent être d'ordre réflexe, mais parmi les plus puissants et les plus communs, il convient de citer ceux qui dérivent de certaines intoxications par rétention. Une simple rétention de chlorure de sodium peut, par exemple, entraîner une hypertension ; mais cette hypertension est passagère et généralement légère [1].

On a cherché à déterminer les poisons hypertenseurs qui pouvaient intervenir [2] et jusqu'à présent nos connaissances sur ce point sont très vagues [3]. Un fait clinique est cependant certain :

Toutes les femmes enceintes albuminuriques [4] n'ont pas de l'hypertension, mais celles dont l'albuminurie s'aggrave et qui présentent de l'éclampsisme ont, de règle, de l'hypertension ou au moins une élévation sensible de la tension artérielle.

Une augmentation rapide de la tension est un signe, chez les femmes en état d'éclampsisme, d'imminence d'accès éclamptiques.

Enfin, quand les accès éclatent soudainement, il n'est pas rare d'observer, dès le premier accès, de l'hypertension. Dans bon nombre de ces cas, l'hypertension préexistait aux accès, moindre qu'à ce moment, mais réelle.

Vaquez [5], qui a bien étudié ces faits, a pu écrire que « toute femme qui, au cours de la grossesse ou après l'accouchement, présente de l'hypertension, est menacée d'éclampsie, que les urines soient albumineuses ou non ».

Il n'est pas douteux (Bar [6]) que cette hypertension préexistante à l'éclampsie, explique l'hypertrophie du cœur qui est non pas constante mais très commune chez les femmes mortes après des accès d'éclampsie.

Voilà les faits.

L'obscurité qui règne sur les causes de l'hypertension en général, règne ici. On a attribué l'hypertension qui, s'élevant parfois graduel-

---

1. Bar. La rétention chlorurée et la tension artérielle. (In *Leçons de pathologie obstétricale*, II, p. 662.)

2. Wiesel et Schur. *Wiener kl. Woch.*, 1907, nᵒˢ 23-27.

3. Charrin. *Poisons de l'organisme*, Paris, Masson.

4. Vaquez. *Société d'Obstétrique de Paris*, 1906.

5. Vaquez. Valeur, pronostic et diagnostic de la tension artérielle dans l'éclampsie puerpérale. (*Société d'Obstétrique de Paris*, février 1906.)

6. Bar. *Leçons de pathologie obstétricale*, II, p. 669.

lement, parfois brusquement, précède et accompagne l'éclampsie :

1° *A la pénétration dans le sang d'un agent toxique hypertenseur.*
Nombre des agents toxiques jetés dans le sang quand il y a rétention rénale ou dans l'urémie, sont hypertenseurs ; il est vraisemblable que certaines toxines d'origine cellulaire ou bactérienne peuvent agir dans ce sens. Mais on ne sait dans quelle mesure il est
permis d'appliquer ces données à la genèse de l'éclampsie.

2° *A ce que le poison hypothétique qui serait la cause première
de l'éclampsie pénètre brusquement dans le sang et provoque une
contraction vasculaire violente, d'ordre peut-être réflexe.*
On peut pour donner à cette interprétation un point d'appui,
invoquer un fait clinique se présentant avec une netteté telle qu'il
semble expérimental. J'y ai déjà fait allusion, je le cite de nouveau.

Au temps où on multipliait les injections intra-utérines, il arrivait
souvent, quand l'injection était faite sous une forte pression avec le
courant de retour insuffisamment assuré, que le liquide, sous l'influence d'une contraction utérine ou sous l'action d'une cause acci-
dentelle, ne s'écoulait plus au dehors. La femme accusait une dou-
leur vive, avait des accidents généraux plus ou moins graves, agitation, délire. Parmi ces accidents, on pouvait voir survenir de
véritables accès d'éclampsie suivis d'une obnubilation de l'intelli-
gence pouvant aller jusqu'au coma.

Tarnier et Tissier[1] ont montré que ces accidents, observés avec
tous les liquides mais surtout avec les solution phénolées, étaient
dus à la pénétration brusque du liquide injecté dans le système circulatoire et on pouvait avoir, par l'examen de l'urine quelques heures
après l'injection, la preuve de ce passage. Or, dans ces cas, il se produit une élévation soudaine, violente et facile à constater, de la tension. Il est permis de penser que la pénétration brusque du poison a
produit une contraction violente des vaisseaux et entraîné l'hypertension. Peut-être pareil fait se produit-il dans l'éclampsie si un poison violent, hypertenseur, pénètre soudainement dans le sang.

3° *A une réaction particulièrement vive des surrénales* (voy. p. 32).

Il est possible, il est même vraisemblable que ces différents facteurs, et peut-être d'autres encore inconnus, interviennent pour
produire l'hypertension chez les éclamptiques, mais une démonstration, entraînant la certitude, n'a pas encore été donnée de l'exactitude de ces interprétations.

---

1. TARNIER et TISSIER. De l'étiologie des accidents immédiats provoqués par
les injections intra-utérines employées en obstétrique. (*Ann. de la Société obstétricale de France*, 1892, p. 209.)

Quelle que soit sa cause, l'hypertension existe dans l'éclampsie. Est-elle un phénomène d'une intensité et d'une constance telle qu'elle apparaisse comme nécessaire ? Assurément non.

Elle peut sinon faire tout à fait défaut, au moins être si faible que son degré ne s'accorde guère avec la gravité des accidents.

L'hypertension ne peut donc être tenue pour la cause de l'éclampsie. Mais elle est généralement si marquée qu'on ne saurait lui dénier un rôle dans la genèse de nombre des accidents observés.

L'étude des conséquences de l'hypertension est à son début. Nos procédés d'investigation encore primitifs ne nous permettent guère d'apprécier que l'hypertension générale, ou du moins celle portant sur un segment que nous pouvons appeler indifférent de l'appareil circulatoire, le bras par exemple. Or, quand il s'agit de déterminer les conséquences pathologiques de l'hypertension ce qu'il nous faut connaître, c'est l'hypertension viscérale. Nous savons que, tout en obéissant aux variations de la tension générale, la tension viscérale peut, au même instant, être différente suivant les organes et que, dans un même organe, des contractions brusques, localisées à des groupes vasculaires, peuvent provoquer des hypertensions strictement localisées. Quand de telles contractions surviennent, il se fait, en quelque sorte, des coups de bélier, d'autant plus graves que la tension générale est plus élevée, qu'ils sont souvent intenses et portent sur des points très limités. Il n'est pas douteux qu'il en soit ainsi dans l'éclampsie, mais cette étude est encore peu avancée.

Cependant, nous avons sur ce point une série de travaux intéressants au premier rang desquels il faut placer la thèse de Chirié[1].

L'hypertension serait, d'après Vaquez[2], le facteur capital de l'albuminurie et il semblerait que certaines observations de Pal[3] soient favorables à cette conception. Il est vrai que l'albuminurie naît souvent en même temps que l'hypertension, qu'elle croît, s'atténue et disparaît comme elle. Cependant l'hypertension ne suffit pas à produire l'albuminurie. Il semble plus logique de la considérer comme dérivant de la cause de l'albuminurie[4], ou bien encore comme une conséquence de l'insuffisance de l'excrétion rénale.

Il est possible que l'hypertension soit un facteur de céphalée, de troubles de la vue[5], que les sautes et inégalités brusques de tension

1. CHIRIÉ. *Hypertension artérielle et accès éclamptiques.* Paris, 1907.
2. VAQUEZ. *Semaine médicale*, 1904, p. 45.
3. PAL. *Gefasskrisen*, 1905, p. 25.
4. BAR. *Soc. méd. des hôp.*, 23 mars 1900.
5. CHIRIÉ. *Obstétrique*, 1908, p. 269 et suiv.

vasculaire dans les centres nerveux par suite de véritables crampes vasculaires (Pal[1], Vaquez) soient un facteur immédiat des accès.

Si ces vues sont fondées, l'hypertension nous apparaîtrait ainsi, non comme la cause première de l'éclampsie, mais comme un facteur clinique d'une importance énorme puisqu'elle interviendrait comme cause immédiate d'un certain nombre d'accidents classés justement parmi les plus graves.

Il semble de plus certain que l'hypertension est une des causes des hémorrhagies viscérales qui sont si communes après les accès et qui, par leur siège : centres nerveux, foie, reins, yeux, jouent un rôle si important dans l'évolution des accidents éclamptiques.

En somme :

L'hypertension ne peut être tenue pour la cause première de l'éclampsie ;

Il est possible, mais non démontré, qu'elle intervienne comme cause immédiate des accès ;

Elle est une des causes de nombre d'accidents observés dans l'éclampsie (amaurose, etc.) et notamment des hémorrhagies viscérales.

VI

L'éclampsie est-elle due à une névrose? A des troubles réflexes? De la fixation du poison hypothétique de l'éclampsie et des poisons secondaires dans les centres nerveux.

Après tout ce qui vient d'être dit, on comprend que les esprits doivent s'éloigner de plus en plus de la conception qui faisait de l'éclampsie une névrose.

Il est cependant certain que l'on voit souvent, chez les éclamptiques, les accès convulsifs succéder à une émotion, à une excitation extérieure, se produire au moment des contractions utérines, d'une intervention. Il ne semble donc pas douteux qu'une part dans la production des accès convulsifs doive être attribuée à une excitabilité plus grande des centres nerveux.

Cette excitabilité serait-elle le propre de la grossesse? Blumreich l'a pensé en voyant les lapines néphrectomisées gravides[2] présenter

---

1. PAL. Zur Pathogenese der akuten transitorischen Amaurose bei Bleikolik., Uræmie und Eklampsie. (*Zent. für inneren Medizin*, 1903, n° 17.)

2. BLUMREICH. Ueber den Einfluss totaler Urinverhaltung auf der Organismus gravider und nicht gravider Thiere. (*Archiv für Gynæk.*, LXVI, p. 219.) — Zur Frage der Konvulsionen nephrektomierter Kaninchen. (*Zent. f. Gynæk.*, 1904, p. 1505.)

plus vite des convulsions, quand on leur injectait de la créatine, que les femelles non gravides.

Le fait est possible, mais il n'autoriserait pas à considérer l'éclampsie comme étant essentiellement due à cette excitabilité.

* *

Zangemeister [1] a soutenu que l'éclampsie était l'aboutissant de phénomènes réflexes. Les contractions utérines provoqueraient par voie réflexe des contractions artérielles. Ces contractions vasculaires provoqueraient dans les viscères de l'anémie, de la dégénérescence graisseuse, de la nécrose. Dans les cas graves, la tension vasculaire s'élèverait brusquement, d'où des hémorrhagies, surtout dans le foie; il y aurait de l'anémie cérébrale, de l'anémie rénale et arrêt de l'excrétion urinaire, finalement urémie.

J'ai dit plus haut, et je ne reviens pas sur ce point, les phénomènes réflexes qui suivent l'introduction brusque de poisons dans le torrent circulatoire et l'hypertension qui peut s'ensuivre.

La contraction violente admise par Zangemeister est-elle réelle dans l'éclampsie? Cause-t-elle tous les accidents indiqués par cet auteur? Le fait n'est pas démontré.

* *

Il est impossible de ne pas faire allusion dans ce chapitre à la fixation possible du poison hypothétique de l'éclampsie dans les éléments des centres nerveux.

Les recherches modernes des neurologues montrent qu'une pareille fixation existe dans nombre de maladies, surtout dans celles qui s'accompagnent de phénomènes nerveux graves. Elle existe pour les poisons bactériens et aussi pour les poisons secondaires résultant de l'action de ces poisons bactériens sur les tissus.

Dans sa remarquable thèse, Guy Laroche [2] a pu écrire que cette fixation, pour les poisons à effets physiologiques différents (que ces poisons fussent primitifs, ou secondaires et le résultat des lésions provoquées dans les tissus), se fait sur des territoires nerveux différents ou sur telle ou telle partie de la cellule nerveuse et que le complexe : toxine et cellule nerveuse provoquait, suivant la nature de la toxine, une activation ou une atténuation de cette toxine.

Dans quelle mesure ces faits nouveaux, appelés à jouer un rôle si

1. Voyez *Handbuch des Geburtshülfe der Winckel*, II, p. 2397.
2. GUY LAROCHE. Fixation des poisons sur le système nerveux. (*Th. Paris*, 1911.)

important dans l'interprétation de nombre d'accidents d'ordre nerveux observés au cours des intoxications, sont-ils susceptibles d'être appliqués à l'éclampsie, maladie d'origine toxique? On ne sait.

Nous dirons seulement que récemment Reeb[1] a obtenu des résultats en apparence positifs, en injectant à des lapins trépanés de la poudre ou de l'émulsion de cerveau d'éclamptique. Ces expériences seraient à reprendre.

* *

Je terminerai en disant qu'on a recherché le poison présumé de l'éclampsie dans le liquide céphalo-rachidien (Zweifel) voy. p. 31, qu'on a tenté d'agir directement contre l'action du poison éclamptique sur les centres nerveux par des injections médicamenteuses dans la cavité arachnoïdienne, qu'on a constaté l'hypertension du liquide céphalo-rachidien dans l'éclampsie et qu'on a tenté d'y porter remède par la ponction lombaire.

Les médiocres résultats obtenus dans ces tentatives, résultats qui seront indiqués dans la seconde partie de ce rapport, montrent qu'elles ne peuvent servir à élucider le problème de l'action directe du poison sur les centres nerveux.

VII

Origine microbienne de l'Éclampsie.

Les travaux de ces dernières années nous éloignent de plus en plus de la conception qui attribuait à l'éclampsie une origine microbienne. Les recherches de Blanc, d'Haushalter et Herrgott, celles de Gerdes, de Hægler n'ont plus guère qu'un intérêt historique. Seul, Stroganow[2] se montre partisan de la nature infectieuse de l'éclampsie.

Les raisons qu'il donne ne sont guère convaincantes. Il lui a semblé que le plus grand nombre des cas d'éclampsie observés dans les maternités se rapportaient à des femmes hospitalisées qui avaient pu se contaminer; un certain temps, temps d'incubation, lui avait paru exister entre ces cas autochtones.

Il ne semble pas que l'observation de Stroganow soit bien exacte et, à en juger par ce que nous observons dans nos maternités françaises, les cas autochtones sont rares.

La conception de Stroganow n'a guère rallié de partisans.

1. Reeb. Untersuchungen über das Wesen der Eklampsie. (*Zent. f. Gynæk.*, 1905, p. 1200.)
2. Stroganow. Weitere Untersuchungen uber der Pathogenese der Eklampsie. (*Mon. für Geb.*, XIII, p. 603.) Zur Pathogenese und Therapie der Eklampsie. (*Mon. für Geb.*, XVII, p. 849.)

*
* *

Cependant si l'éclampsie ne paraît pas être une maladie infectieuse, il n'est pas impossible que l'infection constitue une cause en quelque sorte préparante et favorise son éclosion.

Un état morbide préalable du foie et des reins est, nous le savons, capable de diminuer singulièrement le coefficient de résistance et de favoriser l'apparition de troubles graves d'intoxication sous l'influence de causes qui, sans cet état préalable, seraient sans suites graves.

Or, la grossesse peut créer cet état de prédisposition morbide par la facilité avec laquelle elle favorise les infections d'origine intestinale, au premier rang desquelles on doit placer les infections colibacillaires. Il y a vraiment une coli-bacillose gravidique, dont témoigne la fréquence des troubles intestinaux, des appendicites, des pyélites, des infections des voies biliaires.

Il est logique de penser que la cellule hépatique, que l'épithélium des tubuli présentent, chez les femmes ayant eu de la coli-bacillose, une moindre résistance et sont plus vite et plus gravement atteints quand l'intoxication éclamptique se produit[1]. Ainsi s'explique la fréquence relative de l'éclampsie chez les femmes qui ont eu de l'appendicite.

Enfin on ne saurait oublier que, chez les femmes éclamptiques, le foie, avec ses séquestres souvent très étendus, peut s'infecter facilement, et on sait qu'il n'est pas très rare de trouver, à l'autopsie de femmes éclamptiques, ayant eu une agonie plus ou moins longue, le foie gazeux[2].

*
* *

Pour toutes ces raisons, *le rôle de l'infection dans la genèse de l'éclampsie ne doit pas être tenu pour nul et indifférent. Il est légitime de penser que l'envahissement du foie des éclamptiques par les agents microbiens est un facteur qui influe gravement sur la symptomatologie et le pronostic de l'éclampsie.*

1. Bar a publié l'observation d'un enfant né d'une mère éclamptique avec ictère et ayant succombé cinquante heures après sa naissance avec une péritonite colibacillaire. Bar considérait l'infection comme ayant débuté avant la naissance. (*Société d'Obstétrique de Paris*, 1898. p. 218.)

2. Bar. Sur une forme rare d'hépatite (hépatite gazeuse) chez une éclamptique. (Avec Bellov. *Société d'obstétrique de Paris*, 1900, p. 49.) — Voyez aussi deux intéressantes observations d'Audebert et Fournier (de Toulouse) sur la dilatation aiguë de l'estomac chez les éclamptiques.

VIII

Travaux faits pour démontrer que l'éclampsie est réellement une toxhémie. Le poison éclamptique.

Une notion capitale se dégage des chapitres précédents : l'éclampsie est vraisemblablement le résultat d'une intoxication, d'une toxhémie.

A-t-on fait la preuve directe de cette intoxication, de cette toxhémie?

On sait comment, pour prouver la réalité de cette toxhémie, Tarnier et Chambrelent avaient, après Rummo, tenté de démontrer, par injection intra-veineuse de sérum d'éclamptique à des lapins, que ce sérum était surchargé de substances toxiques. Tandis qu'il fallait injecter 9 à 10 centimètres cubes de sérum de femme enceinte normale pour tuer un kilogramme de lapin, il suffisait d'injecter 3 et 4 centimètres cubes de sérum d'éclamptique pour obtenir ce résultat.

Le fait fut reconnu exact, notamment par Bar[1]. Autorisait-il à conclure qu'il y avait accumulation de poison dans le sérum des éclamptiques?

La conclusion parut vite discutable. Toute injection intra-veineuse de sérum d'un animal à un animal d'une autre espèce est nocive pour l'animal injecté. Elle le tue à une dose variable suivant le sérum et l'animal choisis, suivant la rapidité de l'injection, et la mort, à ne considérer que celle qui se produit immédiatement, paraît due moins à un véritable empoisonnement qu'à la coagulation rapide du sang dans les vaisseaux qui vont de l'oreille où se trouve le vaisseau injecté aux cavités du cœur droit.

Bar avait, dès 1898, indiqué que, dans les expériences de Tarnier et Chambrelent, la mort était due à cette coagulation[2]; qu'on pouvait diminuer la nocivité du sérum en le chauffant pendant deux heures à 58°; que la toxicité vraie du sérum apparaissait moins grande que les injections intra-veineuses le donnaient à penser, puisqu'il fallait injecter 15 à 20 centimètres cubes de ce sérum, par kilogramme, sous la peau d'un lapin pour le tuer.

Depuis cette époque, l'étude de la toxicité du sérum des éclamptiques a été reprise par Schumacher qui procéda par injections intra-veineuses et observa les thromboses mortelles signalées en France.

1. BAR. In *Traité de l'art des accouchements*, 1898, p. 731.
2. TARNIER et BUDIN. De l'éclampsie. (In *Traité de l'art des accouchements*, t. III, p. 730.)

Les expériences de Tarnier et Chambrelent, si souvent citées, ne démontraient donc pas qu'il y avait toxhémie. Mais elles pouvaient aider à démontrer que le sang des éclamptiques était gravement altéré puisque, à égalité de vitesse d'injection, il provoquait plus vite la mort par coagulation [1].

On pouvait dire avec Bar que cette nocivité était caractérisée par un pouvoir coagulant plus actif. Comme il suffisait de maintenir le sérum pendant deux heures à une température de 58° pour faire disparaître le pouvoir coagulant du sérum (Bar), il était vraisemblable que la nocivité du sang des éclamptiques était due à la présence de ferments.

Semb [2] a tenté de déterminer la part qui, dans la nocivité du sérum pour les lapins, doit être attribuée à ce que ce sérum est du sérum humain et celle due à ce qu'il est du sérum d'éclamptique.

Il a donc immunisé des animaux contre le sérum humain, puis il leur a injecté du sérum d'éclamptique. Le résultat a été variable : dans le plus grand nombre des cas, les animaux ont succombé avec des lésions du foie qui rappelaient celles des éclamptiques.

Récemment Graf et Landsteiner [3] ont tenté de déterminer la toxicité du sérum des éclamptiques par des injections intra-péritonéales. Ils ont choisi comme animaux d'expérience des rats et ont injecté dans la cavité péritonéale de ces animaux du sérum de femme saine. L'animal mourait après injection du 13e de son poids ; il vivait après injection du 12e de son poids. Après injection de sérum de femme éclamptique, la mort survenait après injection d'une quantité inférieure au dixième du poids de l'animal (parfois 3 p. 100).

Cette toxicité du sérum des éclamptiques s'atténuait au point de disparaître quand on faisait chauffer le sérum à 60° ou quand on le laissait longtemps reposer avant de l'utiliser.

De ces recherches il semble bien se dégager que le sérum des éclamptiques a une nocivité, sinon une toxicité, qui lui est spéciale.

Ces recherches ne donnent aucun renseignement sur la nature de la substance adultérante, mais elles montrent que cette substance est essentiellement coagulante, thermo-labile et qu'elle est un ferment ou analogue à un ferment.

1. Schumacher (Experimentelle Beiträge zur Eklampsiefrage (*Beit. z. Geb.*, 1901, t. V, p. 257) n'a pas trouvé de nocivité particulière au sang des éclamptiques. Mais il donne trop peu de détails sur ces expériences pour qu'on puisse les critiquer. Nous avons trop souvent répété les injections intraveineuses de sérum d'éclamptiques et observé les résultats obtenus par Tarnier et Chambrelent pour que la nocivité particulière de ce sérum puisse être mise en doute.

2. Semb. Experimentelle Untersuchungen zur Pathogenese der Eklampsie. (*Archiv für Gynæk.*, 1906, LXXVII, p. 63.)

3. Graf et Landsteiner. Versuche uber der Giftigkeit des Blutserums bei Eklampsie. (*Zentralbl. für Gynæk.*, 1909, p. 142.)

Un rapprochement s'impose entre ces faits et les coagulations si communes observées dans certains organes, notamment dans le foie, chez les éclamptiques.

Cette facilité avec laquelle le sang des éclamptiques se coagule, et qui se manifeste souvent *in vitro* après la saignée par la rapidité avec laquelle le sang se prend vite en masse, devait attirer l'attention et l'a attirée.

Dienst [1] a récemment proposé une théorie pour expliquer les coagulations hépatiques qui seraient la cause immédiate des lésions dégénératives des cellules du foie et la cause indirecte de l'intoxication.

Les globules blancs accumulés dans le placenta en seraient chassés par les contractions utérines. Leur fonte rapide provoquerait des thromboses. La rétention du NaCl, par suite du trouble de l'excrétion rénale, serait une condition préalable qui favoriserait la fonte des cellules lymphatiques.

Cette théorie fait intervenir une série de faits exacts. Souvent, en effet, il y a rétention de NaCl avant l'éclampsie, mais ce n'est pas là un phénomène nécessaire. On peut voir l'éclampsie survenir chez des femmes qui n'ont pas d'œdème et chez qui la proportion de NaCl n'est pas accrue dans le sang.

Il est, d'autre part, certain que, chez les éclamptiques, on observe, au moment des accès, un accroissement notable (parfois le nombre normal est triplé) des globules blancs et que cet accroissement cesse très vite après ces accès. Il est vraisemblable que cet accroissement favorise la thrombose, mais il n'est pas tel qu'il puisse être accusé d'être la cause capitale des thromboses viscérales.

La théorie de Dienst, telle que cet auteur l'a formulée, reste hypothétique.

La ou les substances thermolabiles que contient le sang nocif des éclamptiques sont-elles hémolysantes ? Il n'est pas douteux que les injections de sang d'éclamptique provoquent chez les lapins une fonte des globules et de l'hémoglobihémie. Cette fonte globulaire est due en partie à ce que le sang injecté est du sang humain, mais elle se produit plus fortement, à demi dose environ, quand le sérum provient d'une éclamptique.

Il y a donc lieu de penser que le sérum des éclamptiques contient des hémolysines en grande quantité.

On peut rapprocher de ce fait expérimental facile à constater, la

---

1. Dienst. Pathogenese der Eklampsie. (*Archiv für Gynækologie*, 1908, t. LXXXVI, p. 314.)

fréquence avec laquelle on observe chez les éclamptiques des sérums laqués, la methémoglobinurie qu'on peut observer dans certains cas graves, la diminution si commune de la résistance globulaire chez les éclamptiques.

Enfin, on peut citer ici les intéressantes constatations de Heynemann[1] sur l'action activante exercée par le sérum de femme éclamptique sur l'hémolyse des globules de cheval en présence du venin de cobra.

On sait que Kraus, Potzl, Ranzi et Ehrlich[2] ont montré que l'hémolyse provoquée par le venin du cobra était activée par certains sérums pathologiques; or, Bauer et Lehndorff[3] ont observé un accroissement de ce pouvoir hémolytique pour le sérum de la femme enceinte à la fin de la grossesse. Heynemann, sur 4 femmes éclamptiques, a observé que cette activation hémolytique était très marquée dans 3 cas.

Ces expériences laisseraient à penser que le sérum des éclamptiques est riche en lipoïdes.

* *

Tous ces faits ne démontrent pas qu'il y a une toxhémie, mais ils montrent que le sang est gravement modifié. Ils montrent aussi que s'il y a des poisons, ceux-ci sont de nature variée : lipoïdes, matières protéiques, ferments, enzymes qui portent une atteinte sérieuse aux propriétés biologiques du sang.

On ne peut aller plus loin.

* *

Les considérations qui précèdent permettent de comprendre que les recherches faites dans le but de découvrir un poison, chimiquement défini, cause de tout le mal, risquaient fort de ne pas donner grand résultat.

Nous avions vu autrefois accuser le carbamate d'ammoniaque. Les expériences de Joannovics[4] donnent à penser que si le carbamate d'ammoniaque est un poison, il doit ses propriétés toxiques à son

---

1. HEYNEMANN. Eine Reaction im Serum Schwangerer. (*Archiv für Gynæk.*, 1910, t. XC, p. 237.)

2. KRAUS, PÖTZL, RANZI et EHRLICH. Ueber das Verhalten menschlicher und thierischer Blutkörperchen gegenuber Kobragift unter normalen und path. Ver-hältnissen. (*W. m. Woch.*, n° 29, 1909.)

3. BAUER et LEHNDORFF. Das Verhalten des Serums Schwangerer. Zur Kobra-gift-Pferdebluthœmolyse. (*Fol. Serol.*. H. 3, 1909.)

4. *Archives internat. de pharmaco dynamie*, 1903.

radical ammonium. Zangemeister[1] a soupçonné précisément l'ammoniaque, trouvée en plus grande quantité dans le sang des éclamptiques, d'être la seule coupable. Il n'a pas été suivi.

Les recherches les plus intéressantes ont été faites par Zweifel[2]. L'éminent professeur de Leipzig a accusé l'*acide lactique*. Il ferait défaut dans le sang des femmes enceintes normales, mais on le trouverait dans le sang de toutes les éclamptiques. Lockemann et Futh l'ont trouvé dans le liquide céphalo-rachidien.

L'acide lactique est un des aboutissants de la démolition cellulaire. Il n'est pas étonnant qu'on puisse le trouver chez les éclamptiques au même titre que les purines en excès[3].

Sa présence peut être le résultat des convulsions et de la destruction d'une grande masse de cellules musculaires (Donath[4]), de la fatigue du travail (Vicarelli[5]) mais il peut aussi, dans une certaine mesure, provenir de l'atteinte portée aux cellules du foie[6]. Zweifel a insisté sur ce fait qu'il avait pu trouver l'acide lactique avant les accès. Mais si on admet que cet acide puisse provenir de la fonte cellulaire hépatique (voy. p. 17), sa présence s'explique même à ce moment.

L'acide lactique ne semble donc pas être le poison primaire tant cherché, mais il peut être tenu pour un poison secondaire. Il est un des facteurs de l'acidose qu'on observe si souvent chez les femmes en état d'éclampsisme ou après les accès. Sa présence qui coïncide souvent avec celle de l'acide diacétique, doit attirer l'attention sur l'emploi de hautes doses d'alcalins qui donnent de si heureux résultats dans l'intoxication acide des diabétiques.

Les propriétés hémolytiques du sérum des éclamptiques ont pu faire penser qu'elle était attribuable à l'acide oléique. Polano[7] a agité la question. Il est douteux qu'il joue un rôle et Freund-Mohr[8] ont justement fait remarquer que les propriétés hémolysantes du sérum des éclamptiques étaient dues à une substance thermolabile. Or l'acide oléique est thermostable ; s'il intervient, c'est à titre de poison secondaire.

1. ZANGEMEISTER. *Verhandl. der Gesellschaft für Geb. und Gyn. zu Berlin* (in *Zeits. f. Geb.*, 1900, t. XLII, p. 580.)

2. ZWEIFEL. *Archiv für Gynæk.*, 1902, t. LXXII, et 1905, t. LXXVI.

3. BAR et DAUNAY. De la crise uratique post-éclamptique; sa signification. (*Société d'obstétrique de Paris*, avril 1907.)

4. DONATH. *Berliner klin. Wochenschrift*, 1907, n° 9.

5. VICARELLI. *Ann. di chimica*, mars 1894.

6. BAR. *Leçons de pathologie obstétricale*, t. II, p. 334 et suivantes.

7. POLANO. Ueber Oelsaurewirkungen als Ursache der Eklampsie der Gravidarum. (*Zeits. f. Geb.*, t. LXV, p. 581.)

8. FREUND-MOHR. Ueber der Rolle der Oelsaure bei der Eklampsie. (*Mon. f. Geb.*, 1911, t. XXXIII, p. 759.)

En somme :

Tous les faits que nous connaissons nous autorisent à admettre que l'éclampsie, considérée au sens le plus large, est due à une toxhémie.

Il est vraisemblable que les poisons agissants sont multiples (ferments, lipoïdes, albuminoïdes).

S'il y a un poison primaire, il n'existe pas seul; des poisons secondaires interviennent ; j'ajoute qu'ils peuvent tellement l'emporter sur le poison primaire qu'ils peuvent le masquer et le reléguer à un second plan.

La constitution chimique de ces poisons est inconnue.

IX

Recherche de la cause première de la toxhémie éclamptique.

Je puis résumer en quelques mots toutes les conclusions qui précèdent : les lésions du foie et des reins interviennent pour provoquer nombre de symptômes du syndrome éclamptique; elles ne paraissent pas en être la cause première et nécessaire.

Il en est de même de l'hypertension. Les contractions vasculaires soudaines qui sont une cause d'hypertension apparaissent parce qu'un poison pénètre dans l'organisme.

L'infection n'est qu'une cause adjuvante.

Quelle est donc la cause première de l'éclampsie?

On l'a cherchée : *A.* Dans une réaction anormale (insuffisante ou excessive) des glandes endocrines ;

B. Dans la mamelle ;

C. Dans l'œuf.

*
* *

A. THÉORIES ATTRIBUANT LA CAUSE PREMIÈRE DE LA TOXHÉMIE ÉCLAMP-
TIQUE A UNE RÉACTION ANORMALE DES GLANDES ENDOCRINES

a. **Glandes surrénales.** — La fréquence et l'intensité de l'hypertension dans l'éclampsie devaient attirer l'attention sur les lésions éventuelles des surrénales et sur le rôle pathogénique qu'il convenait de leur attribuer.

Nous devons à Guieysse et à Chirié le meilleur de ce que nous savons à ce sujet.

Guieysse[1] a étudié les modifications des surrénales chez la cobaye

1. GUIEYSSE. *Thèse de Paris,* 1901.

gravide et il a constaté qu'il y avait une hyperépinéphrie qui disparaissait vite après la mise bas.

Or nous savons que, dans nombre d'infections lentes, il y a une hyperépinéphrie qui témoigne d'un processus de défense et qui se manifeste par une élévation de la tension ; il est commun, au contraire, dans les intoxications brutales, rapidement mortelles, à la période agonique des infections très graves, d'observer de l'hypoépinéphrie. Les glandes surrénales sont en partie détruites par des hémorrhagies, etc.

L'hyperépinéphrie constatée chez la cobaye gravide constitue-t-elle un phénomène général qui se retrouve dans l'espèce humaine au cours de la grossesse normale?

La question n'est pas tranchée et j'ai dit que, chez la femme ayant une grossesse normale, il n'y avait pas d'hypertension.

Mais qu'observe-t-on chez les femmes éclamptiques qui ont présenté, pendant un temps plus ou moins long, de l'hypertension ?

Chirié[1] l'a cherché et il a conclu de ses recherches qu'il était habituel de trouver chez les éclamptiques une hyperplasie médullaire et corticale.

Il est logique de penser qu'un lien existe entre le phénomène de l'hypertension et l'hyperépinéphrie, et Chirié a noté l'hypertrophie du cœur chez les sujets présentant cette hypertrophie des surrénales.

Peut-on aller plus avant et fixer la place exacte qu'il convient d'attribuer à cette hyperépinéphrie parmi les facteurs de l'éclampsie? Cause d'hypertension, elle serait, d'après Chirié, une conséquence du trouble apporté à l'exécrétion rénale[2].

Ce que nous avons dit (voir p. 18) nous donne à penser que si le facteur rénal peut intervenir, il n'est pas le seul et que l'élément pathogénique qui produit la lésion rénale peut agir directement sur les capsules surrénales et entraîner leur hypertrophie.

Quoi qu'il en soit, l'étude des modifications de l'appareil surrénal dans l'éclampsie, de leurs causes et de leurs conséquences mérite d'attirer vivement l'attention.

b. **Hypophyse**. — Nous savons très peu de chose sur le rôle de l'hypophyse dans la genèse de l'éclampsie.

Les recherches de Launois sur les cellules sidérophiles de l'hypophyse de la femme enceinte[3], de Launois et Mulon sur les cellules

---

1. Chirié. Capsules surrénales dans l'éclampsie puerpérale. (*Obstétrique*. 1908, p. 269 et suivantes.)

2. Chirié. *Loc. cit.*, p. 273.

3. *Société de biologie*, 28 mars 1905.

cyanophiles de l'hypophyse de la femme enceinte[1], de Guerrini sur les fonctions de l'hypophyse[2] montrent que l'activité de cette glande est accrue pendant la grossesse. Tout ce que nous savons prouve que les intoxications d'ordre endogène sont parmi les causes les plus actives de cette suractivité. Il y a donc lieu de penser que les modifications survenues dans l'hypophyse témoignent d'un processus de défense. Nous ne pouvons dire plus et nous ne savons rien du rôle que peut jouer l'hypophyse dans l'éclampsie.

c. **Appareil thyroïdien.** — C'est volontairement que nous employons l'expression appareil thyroïdien qui comprend les deux ordres de glandes : thyroïde et parathyroïdes.

Depuis que Gley a fait connaître, en 1891, l'intérêt que présentait l'étude physiologique des glandules parathyroïdes découvertes par Sandström en 1880, les travaux se sont multipliés qui tendent à séparer, au point de vue pathologique, la glande thyroïde et ces glandules. La glande thyroïde aurait essentiellement un pouvoir trophique; la parathyroïde jouerait un rôle antitoxique spécial et leur ablation serait suivie d'accidents tétaniformes très rapides (Brissaud[3], Moussu[4]). Mais cette séparation fonctionnelle n'est peut-être pas aussi absolue et il semble à Gley (1897-1901) qu'il peut y avoir association fonctionnelle entre ces deux variétés de glandes[5].

Dans quelle mesure l'appareil thyroïdien intervient-il dans la genèse de l'éclampsie?

Lange[6] avait, en 1899, attiré l'attention sur les modifications qui se produisent du côté du corps thyroïde pendant la grossesse. Il y a normalement une hypertrophie de cet organe qui témoigne d'un hyperfonctionnement. Sur 133 femmes enceintes examinées par Lange, 22 fois l'hypertrophie du corps thyroïde était absente; or, de ces 23 femmes, 20 étaient albuminuriques et 6 eurent de l'éclampsie. Il pouvait sembler légitime d'attribuer un rôle pathogénique à l'absence de l'hypertrophie thyroïdienne dans la genèse de l'albuminurie et de l'éclampsie.

En 1901, Nicholson publia une observation intéressante[7] d'éclampsie

1. *Société de biologie*, 28 mars 1905.
2. *Arch. ital. de biologie*, 1905.
3. Brissaud. *Presse médicale*, 1er janvier 1898.
4. Moussu. Recherches sur les fonctions thyroïdiennes et parathyroïdiennes. (*Thèse Paris*, 1897.)
5. Gley. *Physiologie*, J.-B. Baillière, 1906, p. 622.
6. Lange. *Die Beziehungen der Schilddrüse zur Schwangerschaft*, 1899, XL, p. 34.
7. Nicholson. Eclampsia and the thyroid gland. (*Scottish med. and surg. journal*, 1901, p. 503.)

traitée avec succès par l'extrait de corps thyroïde et s'attacha à montrer le rôle que l'insuffisance thyroïdienne pouvait jouer dans la genèse des accidents pré-éclamptiques et des accès convulsifs ; il insistait sur le rôle antagoniste que le corps thyroïde, abaisseur de la tension sanguine, jouait par rapport aux glandes surrénales.

La théorie de l'origine thyroïdienne de l'éclampsie (Nicholson spécifie qu'il comprend dans la thyroïde les glandules parathyroïdes) était proposée.

Peu de temps après, Herrgott[1] publiait une intéressante observation de myxœdémateuse devenue enceinte et ayant présenté de l'éclampsie ; enfin Vassale[2] ne tardait pas à publier ses intéressantes recherches expérimentales.

Il avait déjà montré que l'allaitement par une chienne parathyroïdectomisée pouvait provoquer de la tétanie ; il fit, en 1905, une communication retentissante « sur l'éclampsie gravidique et l'insuffisance des glandes parathyroïdes ». Chez 3 chiennes gravides, il avait enlevé les parathyroïdes : les 3 chiennes devinrent albuminuriques ; 2 présentèrent des accès convulsifs.

Avant ou au moment du travail, une de ces chiennes fut traitée avec de l'extrait de parathyroïde : les accès cessèrent ; une seconde ne fut pas traitée : les accès se reproduisirent ; la dernière reçut de l'extrait de parathyroïde pendant la gestation : elle n'eut pas d'accès convulsifs. Vassale constata de plus que chez les chiennes parathyroïdectomisées l'occlusion de l'uretère produit très vite les convulsions.

Il conclut que l'insuffisance parathyroïdienne pouvait être incriminée comme cause d'éclampsie.

Vassale[3] a vu ses recherches sur l'action convulsigène de la parathyroïdectomie confirmées de maints côtés, mais il ne semble pas avoir été suivi dans l'assimilation de l'état tétanique provoqué par la parathyroïdectomie avec l'éclampsie. Frommer (1906[4]) et récemment Pepere (1906), Seitz (1909[5]) ont combattu cette conclusion.

Il est certain que l'état de tétanie créé par la parathyroïdectomie n'est pas l'éclampsie.

1. HERRGOTT. Myxœdème, parturition et éclampsie. (*Annales de gynécologie*, 1902, t. LVIII, p. 1.) — Voyez aussi : JEANDELIZE. Insuffisance thyroïdienne et parathyroïdienne. (*Thèse Nancy*, 1903, p. 710.) — FRUHINSHOLZ et JEANDELIZE. Insuffisance des organes thyroparathyroïdiens et éclampsie. (*Presse médicale*, 1902, n° 86.)
2. VASSALE. *Archives italiennes de biologie*, 1898.
3. VASSALE. *Société médico-chirurgicale de médecine*, 4 juillet 1906.
4. FROMMER. Experimentelle Versuche zur parathyreoidealen Insuffizienz in Bezug auf Eklampsie. (*Monatsch. für Geb.*, 1906, t. XXIV, p. 748.)
5. SEITZ. *Archiv für Gynæk.*. t. LXXXIX, p. 53.

*La possibilité, chez certaines femmes enceintes, d'un hypofonc-
tionnement de l'appareil thyroïdien (hypofonctionnement pouvant
exister sans lésions apparentes[1] et étant capable de favoriser sous
l'action d'autres causes[2] l'éclosion des accès éclamptiques) peut être
admise comme une hypothèse ayant des bases sérieuses, mais non
comme un fait définitivement démontré.*

d. **Ovaire et corps jaune.** — *Nous ne savons rien du rôle que
pourraient jouer l'ovaire et le corps jaune dans la pathogénie de
l'éclampsie.*

Le corps thyroïde agit sur l'ovaire, puisque la thyroïdectomie pratiquée de bonne heure peut empêcher l'apparition des caractères
sexuels secondaires : instinct sexuel, menstruation (Otto Lanz[3]) ;
d'autre part, l'extrait d'ovaire produit une action vaso-dilatatrice
dans le corps thyroïde (Hallion[4]). L'action de l'ovaire sur le corps
thyroïde serait due au corps jaune (Rebaudi[5]).

L'hypophyse augmenterait de volume chez les femelles castrées
(Fichera[6]), et cette action serait due à l'absence de corps jaunes
(Georgi[7]). On sait, d'autre part (Mulon[8]), que les cellules du corps
jaune évoluent comme les cellules de la corticale des capsules surrénales ; après l'ablation d'un ovaire, on pourrait même voir l'hypertrophie de la capsule surrénale (Anzilotti[9]).

Le corps jaune pourrait donc trouver dans les glandes vasculaires
sanguines des organes de suppléance ou des organes antagonistes ;
ses produits de sécrétion pourraient agir synergiquement avec ceux
de certaines glandes (capsules surrénales par exemple) ou avoir une
action contraire à celle des produits de certaines autres (thyroïde ?).

Si les glandes vasculaires sanguines jouent un rôle dans la genèse
de l'éclampsie, il est possible que le corps jaune joue lui aussi son
rôle.

---

1. Deux élèves de Bar, Pottet et Kervilly, examinant le corps thyroïde chez
des femmes éclamptiques, n'ont pas trouvé de lésions spéciales. — Le corps
thyroïde dans l'éclampsie. (*Obstétrique*, 1907.)

2. Massini (*Contribucion al estudio de la patogenia de la eclampsia*. Buenos-
Ayres, 1908) s'attache à montrer que la théorie d'une insuffisance thyroïdienne
laissée intacte, la théorie de Veit : l'insuffisance thyroïdienne favorise l'action
des cytolisines d'origine syncytiale.

3. Otto Lanz. Zu der Schilddrusenfrage. (*Samml. klin. Vorhæge*, 1894.)

4. Hallion. *In* Jardry. *Thèse Paris*, 1906.

5. Rebaudi. Ovaia, corpi lutei ed isoletti de Langerhans. (*Ginecologia mo-
derna*, 1908.)

6. Fichera. *Arch. italiennes de biologie*, 1905, p. 405.

7. Georgi. Ovaia ed ipofisi e funzione del corpo luteo. (*La Ginecologia*, 1906.)

8. Mulon. *Comptes rend. Soc. biologie*, 1906, II, p. 272.

9. Anzilotti. Contributo sperimentale allo studio della glandula interstiziale
dell'ovaio. (*Ann. di ost. e gin.*, janv. 1909.)

D'autre part, il paraît vraisemblable que le corps jaune neutralise l'action toxique éventuelle du placenta[1].

Si le poison générateur de l'éclampsie résulte de la présence de l'œuf, on peut faire l'hypothèse que le corps jaune a une fonction de défense qui disparaît quand il vieillit[2] ou quand il est anormal.

Enfin, les recherches de Bouin et Ancel autorisent à penser que le corps jaune tient sous sa dépendance le développement de la mamelle grâce à une hormone cinétogène qui agirait longuement et énergiquement pendant la première moitié de la grossesse. L'entrée en fonction de la mamelle serait due à une hormone crésogène qui prendrait sa source dans une glande à sécrétion interne, glande myométriale spéciale que Bouin et Ancel ont découverte chez la lapine gestante[3].

On peut donc supposer, si l'éclampsie est d'origine mammaire, que le corps jaune peut intervenir.

En somme, on peut faire des hypothèses, mais on ne sait rien de précis sur le rôle du corps jaune dans l'éclampsie.

Conclusion. — Nous pouvons aisément trouver une formule qui résume nos connaissances sur le rôle des glandes endocrines dans la genèse de l'éclampsie. Nous savons que le rôle de ces glandes dans la nutrition générale est considérable : rôle de défense, rôle de cinétique ; nous savons qu'un réel antagonisme peut exister entre certaines d'entre elles, entre le corps thyroïde et la capsule surrénale par exemple, qu'une réelle synergie se manifeste entre certaines autres.

Nous savons que, quand un état pathologique naît, les glandes vasculaires sanguines s'adaptent rapidement aux conditions créées par la maladie. Il est vraisemblable que ce qu'on appelle le coefficient de résistance individuelle est, pour la plus grande part, le coefficient de puissance des glandes vasculaires sanguines.

Il est logique de penser que la défaillance des glandes vasculaires sanguines diminue la résistance de l'organisme.

Il est logique de penser que l'hypertension souvent extrême observée chez les éclamptiques peut être attribuée, au moins en partie, à l'hyperactivité des surrénales.

Il est logique de penser que l'insuffisance des parathyroïdes crée un état d'excitabilité nerveuse favorable à l'apparition des accès convulsifs éclamptiques.

Il est logique de penser que le corps jaune joue un rôle actif de

1. FERRONI. *Folia ginecologica*, I, fasc. 3, p. 66.
2. FIEUX et MAURIAC. Possibilité d'une toxémie villeuse (*Ann. de gyn.*, 1910, p. 65.)
3. BOUIN et ANCEL. Glande mammaire et corps jaune. (*Presse médicale*, 12 juillet 1911.)

régulation, de défense et que les anomalies de son évolution peuvent jouer un rôle dans la genèse des intoxications gravidiques et de l'éclampsie.

Il est possible que l'hypophyse soit un facteur non négligeable.

Acceptons ces conclusions, mais n'oublions pas qu'une part grande reste à l'hypothèse et qu'aucune d'elles ne doit, dans l'état actuel de la science, être tenue pour certaine.

*
* *

B. — THÉORIE MAMMAIRE.

La théorie mammaire de l'éclampsie a été posée par Sellheim [1] en 1910.

Cette théorie n'était pas nouvelle[2]. En réalité, elle a comme point de départ les travaux des vétérinaires sur la fièvre vitulaire et l'assimilation par Frank de cette affection à l'éclampsie vitulaire.

Récemment Delmer [3] a publié une thèse intéressante dans laquelle il a plaidé l'assimilation complète de l'éclampsie vitulaire et de l'éclampsie puerpérale de la femme.

Pour Delmer, cette assimilation est tirée de la similitude des lésions hépatiques et rénales, de la marche clinique et l'auteur attribue l'éclampsie vitulaire à une hépatotoxhémie.

J'ai vu les préparations histologiques de Delmer, fidèlement dessinées à la fin de sa thèse. A vrai dire, les lésions du foie et des reins étaient surtout des lésions hémorrhagiques, de celles qui pouvaient être secondaires aux accès; des réserves peuvent donc être faites quant aux conclusions que Delmer tire de ses préparations. D'autre part, l'éclampsie vitulaire s'observe surtout après le part, rarement avant (57 fois sur 1.107 cas, Jensen).

Mais je reconnais que l'analogie entre les deux maladies est réelle : même soudaineté, même évolution, souvent et rapidement mortelle.

Or, chez la vache, le traitement mammaire donne des résultats merveilleux, et j'ai pu voir, en quelques heures, une vache éclamptique et

---

1. SELLHEIM. Die mammäre Theorie über Entstehung des Eklampsiegeftes (*Oberrheim Ges. für Geb. und Gyn.*, 23 octobre 1910, et *Zent. für Gynæk.*, 1910, p. 1605.)

2. BOLLE y avait fait allusion dans une communication à la Société de gynécologie de Berlin. (*Zeits. für Geb.*, LLIV, p. 334.)

3. DELMER. Contribution à l'étude de l'éclampsie vitulaire; ses rapports avec l'éclampsie puerpérale de la femme. (*Thèse Paris*, 1904.)

comateuse se relever et pouvoir, après une injection forcée d'air dans les canaux galactophores, suivre un troupeau pendant plusieurs kilomètres.

L'origine mammaire de l'éclampsie vitulaire paraît donc vraisemblable.

Sellheim, en vérité, ne donne aucune raison biologique sérieuse en faveur de sa conception théorique qui attribue à la mamelle l'éclampsie de la femme. Mais, en injectant de l'iodure de potassium dans la mamelle, il avait obtenu une guérison; il en fut de même dans un cas où il fit une section sous-mammaire des deux mamelles. Il fut suivi par Herrenschneider[1] qui amputa les deux seins et vit la femme guérir. Ces faits seront rapportés dans la seconde partie de ce rapport (voy. p. 73). Disons seulement ici qu'aucune interprétation pathogénique utile ne peut être tirée de ces faits[2].

La *question de l'origine mammaire de l'éclampsie n'est pas résolue*.

*⁎
⁎ ⁎*

C. — THÉORIE OVULAIRE.

Pour déterminer la mesure dans laquelle il convenait d'attribuer à l'œuf l'origine du poison cause première de l'éclampsie, on a multiplié les recherches anatomiques et biologiques. Ainsi que je l'ai déjà dit, l'œuvre de ces quinze dernières années apparaît particulièrement touffue. Il n'est pas inutile, pour apporter quelque clarté dans l'exposé critique de ces recherches, d'en tenter un classement méthodique[3].

Nous dirons les arguments tirés :

a. Des constatations anatomo-pathologiques faites dans le placenta et chez le fœtus.

b. Des réactions biologiques que le placenta, le liquide amniotique et le fœtus sont capables de développer dans l'organisme maternel.

Arguments tirés des constatations anatomo-pathologiques faites dans le placenta et chez le fœtus. — Quand la mère est éclamptique, le fœtus naît mort dans une proportion voisine de 50 p. 100. La mort, le plus souvent, paraît due aux lésions placentaires : infarctus

---

1. HERRENSCHNEIDER. Die Heilung der Eklampsie durch die Entfernung der Brüste. (*Zent. f. Gynæk.*, 6 mai 1911.)

2. GAIFAMI (Ricerche sugli enzimi peptolici del colostro (*Ginecologia*, 1911, p. 306) a trouvé que le colostrum contenait une proportion plus considérable d'enzymes chez les albuminuriques et chez les éclamptiques; cette constatation ne saurait à elle seule constituer un argument sérieux en faveur de la théorie mammaire.

3. *Monatschrift für Geb.*, XIV, p. 152.

récents ou anciens, vastes décollements, toutes lésions si communes
au cours de l'éclampsie.

Mais il n'est pas douteux que les fœtus sont eux-mêmes malades.
Cassaet et Chambrelent[1] avaient attiré l'attention sur les lésions congestives, hémorrhagiques qu'on pouvait trouver dans le foie et dans les
reins de ces fœtus. Bar[2] a repris l'étude de ces lésions et a montré
qu'elles étaient de deux ordres : les unes congestives ou hémorrhagiques, les autres dégénératives.

Les premières n'ont rien de spécial à l'éclampsie. Elles sont essentiellement agoniques et sont dues à l'énorme tension veineuse qui se
produit souvent avant la mort. Quant aux lésions dégénératives cellulaires, on les trouve fréquemment hors l'éclampsie. Mais on doit
reconnaître qu'elles se produisent, dans ce dernier cas, plus vite,
qu'elles sont plus marquées.

Peut-on faire servir ces faits à la solution du problème de la pathogénie de l'éclampsie? Baron et Castaigne[3] l'ont tenté.

Ils ont pensé que puisque les poisons pouvaient passer du fœtus à
la mère, l'organisme fœtal devait jeter dans l'organisme maternel des
poisons particulièrement violents, d'où éclampsie. Bar a montré que
les lésions fœtales étaient moindres que les lésions de la mère et plutôt le résultat de l'éclampsie maternelle que sa cause. La conception
pathogénique proposée par Baron et Castaigne n'a pas rencontré bon
accueil.

Les lésions anatomiques du placenta ont été maintes fois étudiées[4] ;
Brindeau et Nattan-Larrier en ont donné une excellente descrip-
tion[5].

Outre des noyaux d'apoplexie, des hémorrhagies diffuses, des
hémorrhagies avec les lésions nécrotiques qui les accompagnent, le
placenta, chez les éclamptiques, présente généralement des lésions
plasmodiales remarquables, et la caduque est souvent gravement
lésée. Brindeau et Nattan-Larrier ont longuement étudié la genèse
de ces lésions. Ils ont insisté sur la distension énorme des vais-

1. CASSAET et CHAMBRELENT. Nouvelles recherches anatomo-pathologiques sur
les lésions du fœtus dans l'éclampsie. (Congrès périod. de gyn., d'obstét. et de
pédiatrie, Bordeaux, 1895.)

2. BAR. Les lésions du foie et des reins chez les fœtus nés de mères éclamptiques. (Leçons de path. obst., II, 1907, p. 95.)

3. BARON et CASTAIGNE. Contribution à l'étude de la pathogénie de l'éclampsie
puerpérale. (Archives de médecine expérimentale, 1898.)

4. Voy. WILLIAMS. Amer. J. of obst., XLI, 1900. — GUICCIARDI. Annali di ost.,
février 1964.

5. BRINDEAU et NATTAN-LARRIER. Le placenta des éclamptiques. (Obstétrique,
1908, p. 1.)

seaux villeux, distension parfois telle que la paroi villeuse cède et que le sang fœtal se mélange au sang maternel.

Cette distension extrême des vaisseaux villeux est du même ordre que la congestion énorme que nous savons exister dans les vaisseaux du foie, dans ceux des reins et, comme cette dernière, elle est essentiellement due à l'agonie du fœtus. Le fait semble sans grand intérêt au point de vue du problème que nous étudions.

Je dirai plus loin comment on a pensé qu'il n'était pas indifférent que du sang fœtal puisse se trouver mélangé au sang maternel dans les espaces intervilleux (Dienst) (Voy. p. 52).

Les lésions plasmodiales caractérisées par une exubérance toute spéciale dans le développement du plasmode, exubérance aboutissant à la formation de véritables frondes de plasmode s'avançant dans la villosité ou flottant dans les sinus sanguins tandis que sur des points voisins le plasmode semble avoir disparu, paraissent à Brindeau et Nattan-Larrier être la manifestation d'une sorte de défense du plasmode en contact avec le sang maternel intoxiqué [1].

Cette interprétation est peut-être fondée. Il est certain qu'il est commun d'observer un état analogue du plasmode dans les placentas jeunes, et qu'il est très marqué dans le placenta quand la femme a eu des phénomènes graves d'intoxication. des vomissements incoercibles par exemple. Mais ces lésions plasmodiales ne sont peut-être pas seulement un effet. Quelques-uns, Pestalozza [2] entre autres, les considèrent comme le point de départ de l'intoxication éclamptique.

Arguments tirés des réactions biologiques provoquées dans l'organisme maternel par l'œuf vivant : placenta, liquide amniotique, fœtus. — C'est à établir la réalité de ces réactions biologiques, leur nécessité pour le passage des éléments nutritifs de la mère à l'enfant, leurs déviations pathologiques et le rôle de celles-ci dans la genèse des accidents d'auto-intoxication gravidique et de l'éclampsie que le principal effort des savants a été employé au cours de ces dernières années.

La théorie de l'hépato-toxhémie, si fort en faveur il y a quinze ans, était une application à la conception pathogénique de l'éclampsie des travaux de Bouchard et de son école sur le foie et son rôle de défense ; la théorie qui attribue l'éclampsie aux réactions biologiques

---

1. Brindeau et Nattan-Larrier. *Loc. cit.*, p. 22.

2. Pestalozza. Sull eclampsia puerperale. (*Boll. della R. Accad. med. di Genova*, 1893.) — Sul moderno concetto dell'eclampsia puerperale. (*La Settimana medica*, 1897. n° 50-51.)

provoquées dans l'organisme maternel par l'œuf vivant est une
adaptation des travaux d'Ehrlich. Veit s'en est fait l'avocat [1].

RÉACTIONS BIOLOGIQUES PROVOQUÉES PAR LE PLACENTA DANS L'ORGANISME MATERNEL

Les cellules syncytiales, partie active de la villosité, agissent
comme un organe étranger greffé sur l'organisme maternel ; elles
jettent dans le sang qui circule entre les villosités, des hémolysines et
y provoquent l'apparition d'anticorps, des syncytiolysines [2].

Un défaut d'équilibre entre ces phénomènes constants dans la grossesse serait la cause de l'éclampsie. Ajoutons qu'en se détachant les
cellules syncytiales forment des embolies, qui s'autolysent et sont
capables d'agir sur les cellules viscérales à la manière des cytolysines [3].

Le raisonnement est séduisant : un certain nombre de faits peuvent
être cités qui semblent l'appuyer. On peut, par exemple, noter la
fréquence avec laquelle on trouve dans le foie des éclamptiques des
amas cellulaires qui, par leur aspect morphologique, rappellent les
cellules syncytiales ; on peut relater l'exubérance des cellules syncytiales dans le placenta des éclamptiques.

J'ai observé un fait qui semble venir à l'appui de cette conception.
Chez une femme enceinte de huit mois, non albuminurique, ne présentant aucun symptôme qui pût faire penser à l'imminence d'éclampsie je fis, pour diminuer le volume de l'utérus distendu par une
hydramnios très considérable, une ponction de l'utérus. Le trocart
pénétra dans le placenta et, arrivant sur le chorion basal, rencontra
une résistance qui me surprit et je déplaçai l'instrument. A ce
moment, la femme, qui n'était pas anesthésiée, eut un accès d'éclampsie suivi de coma. Une heure après, elle reprit connaissance et son
urine contint de l'albumine et de l'urobiline pendant quelques heures.
La malade continua sa grossesse régulièrement sans présenter
d'albuminurie ; je l'ai revue ultérieurement, lors d'une nouvelle grossesse qui se termina sans complications. Si on accepte l'interprétation
de Veit, on peut dire que le trocart a dilacéré le placenta, mis en

---

1. VEIT. Ueber Deportation von Chorionzotten. (*Zeitsch. für Geb. und Gyn.*,
1905.) — VEIT et SCHOLTEN. Weitere Untersuch. über Zottendeportation und ihre
Folgen (*Zeit. für Gyn.*, 1903); Syncytolyse und Haemolyse (*Zeitsch. f. Geb.*,
XLIX, p. 210).

2. Voy. BAR. L'exposé de la théorie de Veit. (*Pathologie obstétricale*, II,
p. 494.)

3. SCHMORL. *Pathologische, anatomische Untersuchungen über puerperal
Eklampsie*, Leipzig, 1893.

liberté des amas syncytiaux et provoqué, expérimentalement en quelque sorte, l'accès d'éclampsie.

Mais on peut objecter et on a objecté à la conception de Veit qu'il serait bien étrange que les phénomènes biologiques provoqués par l'œuf pussent être complètement assimilés à ceux que produit dans un organisme la pénétration d'éléments cellulaires, d'albumines provenant d'un organisme d'une autre espèce animale.

Veit et Scholten avaient été, du reste, les premiers à dire que le placenta humain ne paraissait pas avoir *in vitro* une action hémolytique sur les globules sanguins humains.

Les recherches se sont multipliées pour préciser ce point et déterminer l'action nocive du placenta sur les éléments cellulaires maternels :

a) Dans la grossesse normale ;

b) Dans l'éclampsie.

a) **Réactions biologiques du placenta et des éléments cellulaires maternels dans la grossesse normale.** — Nous ne pouvons, sans donner à ce rapport une extension trop grande, passer en revue tous les travaux entrepris au cours de ces dernières années pour démontrer la réalité, la nature, l'importance des réactions biologiques qu'entraîne le fonctionnement du placenta aux diverses époques de la grossesse normale [1].

Nous dirons seulement ici ce qui peut servir à l'étude pathogénique de l'éclampsie.

On a tenté de prouver, par des injections de placenta, que le placenta avait une toxicité spéciale, de démontrer les réactions biologiques qu'on présume exister quand l'œuf se développe dans l'organisme maternel.

Ces recherches expérimentales peuvent être classées en deux groupes :

Dans le premier sont les expériences dans lesquelles on a injecté du placenta d'une espèce (du placenta humain) à des animaux d'une autre espèce ;

Dans le second sont les expériences dans lesquelles on a injecté du placenta d'une espèce à des animaux de même espèce.

Les injections étaient faites, dans les deux cas, tantôt dans le péritoine ou sous la peau, tantôt, et ce fut le plus souvent, dans la veine auriculaire.

Les expériences du premier groupe ne sauraient entraîner la conviction.

1. Voy. BAR. *Leçons de pathologie obstétricale*, II, p. 494.

L'injection d'un soluté de placenta humain dans la veine auriculaire d'un lapin peut entraîner la mort. Est-on autorisé à dire que le placenta a une toxicité particulière ?

On a justement fait remarquer que la nocivité du placenta humain ainsi injecté au lapin reconnaissait des causes complexes.

Il n'est pas douteux que l'injection, dans la veine auriculaire d'un lapin, d'un soluté placentaire insuffisamment filtré peut causer la mort comme le ferait une injection d'argile, d'une suspension de corps inertes. Lichtenstein[1] a eu raison d'insister sur ce fait.

Il ajoute que, si le liquide a été suffisamment filtré, l'injection de placenta n'est pas nocive. Cette conclusion ne saurait être admise sans réserves (Weichbardt[2]). En réalité, un soluté placentaire tue comme tuerait le sérum d'une femme normale ou éclamptique : il provoque des coagulas.

La vitesse d'injection est un facteur de coagulation dont Mathes[3] indique avec raison l'importance, mais l'injection la plus lente peut produire des coagulas parce qu'on fait pénétrer dans l'appareil circulatoire une albumine étrangère, et ce n'est pas là le résultat d'un incident d'expérience.

J'ajouterai qu'Engelmann et Stade[4] ont montré que l'adjonction de suc de sangsues au soluté placentaire empêchant la coagulation, les injections devenaient sans danger ; enfin que Liepmann[5], Freund[6] ont noté qu'en chauffant le soluté placentaire une demi-heure à 56 degrés, il perdait toutes ses propriétés nocives.

Ces remarques sont, en somme, celles que je faisais voilà treize ans, à propos des expériences par lesquelles on prétendait démontrer la toxicité du sérum sanguin de la femme enceinte éclamptique. Si les liquides injectés ont une action, celle-ci est une action coagulatrice.

Cette action tient-elle à ce que les éléments en suspension sont du placenta ? Une réponse positive serait prématurée puisqu'on peut

1. Lichtenstein. Kritische und experimentelle Studien zur Toxicologie der Placenta (*Archiv für Gynækologie*, 1908, t. LXXXVI, p. 434) ; Gegen der placentare Theorie der Eklampsie Aetiologie (*Zent. für Gynæk.*, 1909, p. 26) ; Zur Kampfe gegen die placentare Theorie der Eklampsie-Aetiologie (*Zent. für Gynæk.*, 1909, p. 1313).

2. Weichhardt. Zur Placentaren Theorie der Eklampsie-Ætiologie. (*Archiv für Gynæk.*, 1909, t. LXXXVII, p. 655.)

3. Mathes. Zur Toxicologie der Placenta. (*Zentralblatt für Gynækologie*, 1908, p. 1548.)

4. Engelmann et Stade. Fur die Placentatheorie der Eklampsie-Ætiologie. (*Zent. für Gynæk.*, 1909, p. 618.)

5. Liepmann. Zur Technik und Kritik der Placentarforschung. (*Zent. f. Gynæk.*, 1909, p. 135 et 379.)

6. Freund. Zur placentaren Eklampsie Aetiologie. (*Berl. klin. Woch.*, 1909, p. 682.)

obtenir les mêmes accidents par des injections de sérum sanguin.

Cependant un fait intéressant a été signalé par Freund et confirmé ensuite par Schenk, qui semblerait bien démontrer que le placenta a une action propre. L'injection de placenta non lavé paraît moins toxique que l'injection du placenta lavé. Schenk[1] a même noté que l'adjonction de sérum neuf à un filtrat de placenta empêche l'auto-précipitation de ce filtrat, et que l'adjonction de sérum à un filtrat de placenta rendait l'injection de ce filtrat moins nocive à des lapins, pourvu qu'on eut laissé en présence placenta et sérum pendant une demi-heure.

Ces faits ont été confirmés par Frankl-Handowsky[2], et par Engelmann-Stade[3], ils donnent à penser que le sérum agit à la manière d'une auto-toxine.

En somme, les faits qui précèdent paraissent démontrer que le placenta humain a une action nocive pour le sang des animaux d'expérience, disons si on veut toxique puisque la coagulation est la mort du sang.

Le placenta a-t-il une action cytolytique s'exerçant sur les différents viscères ?

De pareilles injections n'entraînent pas toujours la mort. Les animaux peuvent survivre et ils survivent souvent quand on pratique l'injection sous la peau ou dans le péritoine. Il est commun d'observer, dans ce cas, de l'albuminurie et, quand on sacrifie les animaux, il est habituel de trouver dans le foie des lésions qui se rapprochent de celles de l'éclampsie. Ces lésions s'observent notamment chez les animaux chez qui on a injecté de la bouillie de placenta dans le péritoine.

Il est certain que ces lésions peuvent être dues à la pénétration dans l'organisme d'une albumine étrangère, et on ne sait dans quelle mesure le caractère spécifique du placenta intervient.

On peut créer (Weichhardt[4]), par des injections répétées de placenta humain à ces animaux, des réactions de résistance. Mais il n'est pas encore démontré que ces réactions ne soient pas simplement dues à ce qu'on a injecté une albumine étrangère et qu'elles aient une véritable spécificité vis-à-vis du placenta[5].

1. Schenk. Schutz effekte normaler Sera gegen der Wirkung menschlichen Placentausaftes bei Kaninchen. (*Zent. f. Gynæk.*, 1909, p. 1353.)

2. Frankl-Handowsky. *Gynæk. Rundschau*, 1909, n° 10.

3. Engelmann-Stade. *Munch. med. Woch.*, 1909, n° 43.

4. Weichardt dissout des villosités de placenta humain dans du sérum de lapin préparées avec du placenta humain. Un tiers des animaux succombe avec des thromboses et des nécroses multiples; il a pu, par des doses croissantes, immuniser des animaux.

5. Minto. *Tentativi di sieroterapia del campo ostetrico. Atti della Soc. ital. di ost. e gin.*, XII.

Quelle conclusion tirer de ces recherches?

Sans être trop sévère *je puis dire que les expériences précédentes donnent de grandes présomptions mais n'autorisent pas de conclusion définitive.*

L'expérience de Freund (voy. p. 45) *est cependant très impressionnante et ses résultats méritent d'être retenus.*

Les recherches faites dans le but de constater l'action du placenta sur des animaux de même espèce devaient conduire à des constatations plus intéressantes. Leurs résultats apparaissent comme très contradictoires.

Freund[1] a pu produire, chez des lapines, des lésions viscérales en leur injectant de l'extrait placentaire. Mais il a obtenu le même résultat en injectant des extraits d'autres viscères. Le caractère glandulaire du placenta lui confère une certaine toxicité, et, d'après Guggisberg[2], cette toxicité paraîtrait spécifique. Je dois dire que les tentatives de Freund faites pour immuniser des lapins contre le placenta de lapin ont échoué; à peine a-t-il observé une légère et très passagère résistance.

En face des résultats négatifs obtenus par Freund, je pourrais placer ceux positifs observés par Fernandez[3], mais les conditions de l'expérience les rendent peu probants.

Abderhalden, R. Freund et L. Pincussohn sont arrivés au même résultat que Freund par un autre procédé.

En se servant de la méthode optique, ces auteurs ont constaté que les injections répétées d'albumine provenant d'organes d'un animal, produisaient, dans le sang d'un animal de même espèce, des réactions semblables à celles qu'entraînent les injections d'albumines étrangères[4] et ils déclarent avoir obtenu le même résultat avec le placenta.

En somme, *ces recherches prouvent à nouveau que des injections d'albumines viscérales sont capables de produire chez un animal de même espèce des lésions viscérales et que les injections de placenta agissent comme des injections d'albumines viscérales.*

Les tentatives faites dans le but de rendre apparentes les réactions

1. FREUND. Zur Toxicologie des Plazenta. (*Zentralbl. für Gynæk.*, 1907, p. 777.)

2. GUGGISBERG. Experimentelle Untersuchungen über die Toxicologie der Placenta. (*Zeits. f. Geb.*, 1910, t. LXVII, p. 84.)

3. FERNANDEZ. Pathogenia de la eclampsia. (*Semana medica*, Buenos-Ayres, 1908.)

4. Voy. ABDERHALDEN, R. FREUND et L. PINCUSSOHN. *Praktische Erg.*, II, p. 474.

réciproques du sang et du syncytium ont été nombreuses. Elles n'ont donné que des résultats médiocres.

La syncytiolyse et l'hémolyse. — Les expériences de Scholten et Veit[1] dans le but de démontrer le pouvoir syncytiolytique du sang et le pouvoir hémolytique du placenta avaient donné des résultats douteux. Les expériences plus récentes de Liepmann[2], celles de Pollak[3], de Wormser et Labhardt[4] font hésiter à accepter la syncytiolyse comme un fait indiscutable.

Je dois dire, d'autre part, que les expériences de Mohr et Freund[5], de Polano[6], de von Graff[7] tendent à prouver que l'extrait de placenta aurait réellement un pouvoir hémolytique.

Higuchi n'a pas, il est vrai, constaté dans ses recherches que le placenta eût un pouvoir hémolytique. Mais Mohr et Freund ont objecté que la technique de Higuchi était défectueuse (extrait alcoolique et non extrait éthéré).

Du reste, les expériences de Mohr et Freund, de Polano, de von Graff ne laissent pas de prêter elles-mêmes à discussion. Ce que j'ai observé avec Daunay me donne à penser que l'action hémolytique du placenta est réelle mais si faible qu'elle nécessite, pour se manifester, un amoindrissement spécial de la résistance globulaire.

On peut conclure que la démonstration de l'action syncytiolytique du sang de la femme enceinte n'est pas complètement faite, que la valeur de l'action hémolytique du placenta n'est pas précisée.

Recherche des anticorps placentaires. — Dès l'instant où le principe d'une toxhémie villeuse était posé, les auteurs devaient admettre que l'œuf, le placenta, agissant comme une albumine étrangère provoquait la formation d'anticorps, et on devait chercher à démontrer cette formation par la méthode de la déviation du complément.

Frankl[7] a fait cette recherche et a obtenu un résultat négatif.

1. Scholten et Veit. Syncytiolyse und Hemolyse. (*Zeitschrift für Geb.*, t. XLIX, p. 218.)

2. Liepmann. Der biologische Nachweiss von Placenta bestandtheilen im Blute. (*Deutsche med. Woch.*, 1902.)

3. Pollak. *Kritik experiment. Studien zur Klinik der puerperalen Eklampsie*, Wien, 1904.

4. Wormser und Labhardt. Weitere Untersuchungen zur moderne Lehre der Eklampsie. (*Munch. med. Woch.*, 1904.)

5. Mohr und Freund. *Berl. klin. Woch.*, 1909.

6. Polano. Ueber Oelsaurewirkungen als Ursache der Eklampsia gravidarum. (*Zeits. für Geb.*, LXV, p. 584.)

De Graff. Zum Nachweis hœmolytischer Stoffe in der Placenta. (*Mon. f. Geb.*, XXXII, p. 125.)

7. Frankl. Zur Frage des Placentartoxine. (*Gyn. Rundsch.*, 1909, p. 411.)

D'autre part, Fieux et Mauriac [1] disent avoir obtenu un résultat positif en opérant avec des placentas jeunes sur des femmes enceintes de moins de quatre mois.

Mais ces recherches, très délicates, n'ont pas encore été contrôlées, du moins à ma connaissance. Si la technique suivie ne prêtait pas à la critique et si les résultats positifs étaient confirmés, la théorie ovulaire des toxhémies gravides y trouverait un solide appui.

Je dois dire que les faits que j'ai observés avec Daunay ne concordent pas avec ceux de Fieux et Mauriac.

On peut donc *tenir la démonstration de l'action spécifique du placenta par la méthode de déviation du complément comme n'étant pas définitivement acquise.*

L'impression qui se dégage de tous ces travaux est que les réactions biologiques du sang et du placenta dans la grossesse normale acceptées si nettement par la théorie ne sont pas définitivement démontrées. Mais les faits acquis sont tels que les recherches méritent de ne pas être abandonnées.

b) Réactions biologiques du placenta et des éléments cellulaires maternels dans l'éclampsie. — *Toxicité.* — Du moment où on attribuait, à l'état normal, au placenta et notamment au syncytium une toxicité spéciale, on devait rechercher si le placenta des éclamptiques ne présentait pas une toxicité particulière. La prolifération syncytiale (voy. p. 40), qui est si commune dans le placenta des éclamptiques, devait faire penser que cette toxicité serait très marquée. Les recherches faites, à cet égard, par Weichhardt et par Freund ont montré qu'il n'y avait guère de différence. Liepmann [2], il est vrai, pense avoir observé un autre résultat. Le placenta des éclamptiques serait plus toxique à moins qu'il ne s'agisse d'un cas très grave. Dans ce cas, la toxicité pourrait être moindre, l'élément toxique ayant passé du placenta dans le sang maternel. Cette interprétation est hasardeuse et *on ne saurait tirer parti de ces faits pour appuyer la théorie de Veit.*

Démonstration des syncytiolysines. — Ascoli [3] avait cru pouvoir conclure des expériences dans lesquelles il avait provoqué des convulsions par des injections épidurales d'un sérum provenant

1. Fieux et Mauriac. Possibilité d'une toxhémie villeuse. (*Ann. de gyn.*, 1910, p. 65.)

2. Liepmann. *Münch. med. Woch.*, 1905, nº 15.

3. Ascoli. Zur experimentellen Pathogenese der Eklampsie. (*Cent. f. Gynæk.*, 1902, p. 1321.)

d'un animal préparé (lapin) avec un placenta d'une autre espèce
(cobaye), que l'éclampsie était due à un excès de la syncytiolyse.
Mais les résultats obtenus par Ascoli en injectant du sérum d'animaux préparés avec du placenta de même espèce, ont été bien moins
nets et presque incertains. Il ne semble donc pas que la conclusion d'Ascoli puisse être considérée comme justifiée par son expérience.

Démonstration des anticorps placentaires chez les éclamptiques.
— Je ne connais pas de tentatives faites dans le but de solutionner,
par la méthode de Bordet-Gengou, le problème des anticorps chez
les éclamptiques.

*Démonstration du pouvoir hémolytique du placenta chez les
éclamptiques.* — Si on a été conduit à rechercher le pouvoir hémolytique du placenta normal, cette recherche apparaissait encore bien
plus importante pour le placenta des éclamptiques puisque, dans
l'éclampsie, la destruction globulaire est souvent si intense qu'une
méthémoglobinurie se produit.

Mohr et Freund ont étendu au placenta des éclamptiques les
conclusions qu'ils avaient formulées quant au pouvoir hémolytique
du placenta, et ils ont pensé que ce pouvoir hémolytique était dû à
un lipoïde.

Polano a cherché l'agent du pouvoir hémolytique du placenta; il a
dosé l'acide oléique dans le placenta des éclamptiques et il l'a trouvé en
quantité plus que double (0,72 au lieu de 0,34). Si les oléates interviennent comme agents hémolytiques, le pouvoir hémolytique du
placenta serait donc accru chez les éclamptiques, mais les constatations directes faites par von Graff n'ont guère montré de différence
entre 3 placentas normaux et 4 placentas d'éclamptiques au point de
vue de ce pouvoir hémolytique.

*Ces faits, tout intéressants qu'ils soient, n'autorisent donc aucune
conclusion définitive.*

Mohr et Freund [4] ont raison, dans le mémoire qu'ils ont publié
il y a quelques semaines, d'indiquer que le pouvoir hémolytique du
placenta, s'il intervient dans l'éclampsie, n'est qu'un des facteurs de

1. FREUND, MOHR. Experimentelle Studien zur Pathogenese der Eklampsie.
(*Berliner kl. Woch.*, 1908, p. 1793.)

2. POLANO. Ueber Oelsaurewirkungen als Ursache der Eklampsia gravidarum.
(*Zeitschrift f. Geb. und Gyn.*, n° 65, p. 581.)

3. VON GRAFF. Zum Nachweiss hœmolytischer Stoff in der Plazenta. (*Monatsch.
f. Geb.*), 1910, XXXIII, p. 127.)

4. MOHR et FREUND. Ueber die Rolle der Oelsaure bei der Eklampsie. (*Monatsch.
für Geb.*, 1911, t. XXXIII, p. 759.)

4

l'hémolyse, que les matériaux jetés en quantité considérable dans le sang par suite des destructions cellulaires dans le foie, etc., peuvent devenir un facteur important d'hémolyse et qu'enfin il convient de tenir très grand compte du coefficient personnel de résistance.

Réaction du sérum démontrée par la méthode optique. — Emile Abderhalden, Richard Freund et Ludwig Pincussohn ont examiné le sérum de 4 éclamptiques par la méthode optique. Dans 3 cas où survint la guérison, le résultat fut positif ; il fut négatif dans le quatrième où la mort se produisit.

Les auteurs interprètent ainsi ces faits : quand des albumines étrangères au sang y pénètrent, l'organisme mobilise des ferments qui neutralisent l'action nocive de ces albumines. C'est cette mobilisation que signale la méthode optique. Le résultat négatif de l'examen signifie qu'aucune invasion n'existe, ce qui serait le cas après les premiers mois de la grossesse normale, ou que l'organisme est impuissant.

Le résultat négatif observé par les auteurs dans le cas d'éclampsie terminé par la mort signifierait donc que l'organisme de la femme, impuissant, ne résisterait pas au mal ; le résultat positif serait, au contraire, une preuve de la résistance de l'organisme.

Ces recherches mériteraient d'être reprises et, si le procédé optique n'est pas critiquable, leurs résultats doivent attirer l'attention. Nous pouvons seulement dire aujourd'hui que ces expériences sont trop peu nombreuses pour autoriser une conclusion définitive.

RÉACTIONS BIOLOGIQUES PROVOQUÉES DANS L'ORGANISME MATERNEL PAR LE LIQUIDE AMNIOTIQUE ET PAR LE FŒTUS

Le placenta n'est qu'une partie de l'œuf, la partie agissante, il est vrai. Il est, par rapport à l'organisme maternel, ce qu'on pourrait appeler la glande ovulaire, mais il n'est pas tout l'œuf.

Si le poison éclamptique, cause présumée de tout le mal, provient de l'œuf, ne peut-on incriminer les autres parties de l'œuf, le liquide amniotique, le fœtus lui-même ?

Liquide amniotique. — En ce qui concerne le liquide amniotique, nous ne possédons qu'un document : les expériences d'Albeck et Lohse[1] faites dans le but de démontrer la toxicité du liquide amniotique.

1. ALBECK et LOHSE. Ein Versuch. das Eklampsiegift auf experimentellen Wege nachzuweisen. (*Zeits. f. Geb.*, 1908, t. LXII, p. 115.)

Ces auteurs ont recueilli, par ponction de la poche des eaux, du liquide amniotique provenant de 5 éclamptiques ; ils l'ont injecté, à la dose de 30 centimètres cubes au plus, dans le péritoine de cobayes. Dans 4 cas, le liquide se montra toxique et les animaux présentèrent des lésions semblables, disent Albeck et Lohse, à celles décrites par Bar dans le foie des éclamptiques. D'autre part, le liquide amniotique ne se montre pas toxique pour les chats. Enfin le liquide amniotique provenant de femmes saines ne provoque pas d'accidents.

Albeck et Lohse, en publiant ce document, concluent que le liquide amniotique des éclamptiques contient le poison de l'éclampsie. Les expériences d'Albeck et Lohse mériteraient d'être contrôlées.

Fœtus. — Le rôle pathogénique du fœtus a été plus étudié.

Il ne s'agit plus, dans les travaux récents, d'accuser le passage de toxines, résidu inévitable de la vie fœtale.

Tout donne à penser que ces toxines sont très réduites. Le fœtus travaille peu. Placé dans un milieu qui est semblable au sien et qui lui apporte des éléments déjà travaillés et assimilés, il se développe sans rien dépenser. La seule chaleur qu'il développe est celle qu'il emploie à l'édification de ses éléments, et elle est infime puisque les matériaux qu'il emploie ont été adaptés par l'organisme maternel.

Les toxines fœtales, nées de la vie fœtale, doivent donc être bien minimes, et la théorie qui leur attribuait autrefois un rôle prépondérant a été peu à peu abandonnée.

La théorie fœtale s'est transformée.

D'après Fehling [1], l'éclampsie serait le résultat de poisons fœtaux, qui, arrêtés à l'état normal par le placenta, pénétreraient dans l'organisme maternel et favoriseraient les coagulations viscérales qui sont si communes dans l'éclampsie.

Le rôle protecteur du placenta (admis par Letulle et Nattan Larrier [2]) est vraisemblable, mais sa défection dans l'éclampsie est loin d'être démontrée. La conception de Fehling, séduisante par sa simplicité, reste toute hypothétique ; il semble même que les faits cliniques la contredisent. L'éclampsie a, en effet, été assez fréquemment observée dans les cas de môle (Falk, Oslhausen, Sitzenfrey [3], etc.), où il n'y a pas de fœtus ; d'autre part, le seul document expérimental que nous possédions sur la toxicité fœtale laisse penser que la toxicité de l'ensemble des tissus fœtaux pour un animal de même espèce est nulle (Mathes [4]).

1. Congrès de Giessen, 1901. (*Monatsch. f. Geb.*, 1902. p. 153.)
2. LETULLE et NATTAN-LARRIER. *Revue de gynécologie*, 1901.
3. Voy. *Zentralb. für Gynæk.*, 1911, p. 343.
4. MATHES. Ein Beitrag zur Theorie von der Intoxication der Mutter durch den Frucht. (*Monatsch. f. Geb.*, LXIX, 1904.)

Dienst a pensé que le sang fœtal pouvait passer dans le sang maternel et agir comme une albumine hétérogène [1].

Le fait que, dans l'éclampsie, des villosités puissent se rompre et que
du sang fœtal puisse se trouver en contact avec le sang maternel est
exact, et j'ai dit plus haut que les préparations de Brindeau et Nattan-Larrier ne laissent aucun doute sur ce point. Mais il est douteux
que cette rupture villeuse précède l'apparition des accès. J'ai dit
plus haut qu'elle est une conséquence des accès; elle ne peut être
accusée d'être cause des accès.

Enfin, j'ajouterai que Liepmann pense que si le sang fœtal se trou-
vait en contact avec le sang maternel, il n'agirait pas comme un
sang hétérogène [2].

*La théorie fœtale modernisée de l'éclampsie soulève, en somme,
pour le sang fœtal, les problèmes que j'ai longuement étudiés à
propos du placenta.*

Ici encore la question n'est pas résolue.

CONCLUSION

Tels sont les faits sur lesquels on s'appuie pour attribuer à l'œuf
une action prépondérante dans la genèse de l'éclampsie.

A cette théorie pathogénique on peut objecter et on a objecté que
l'éclampsie pouvait s'observer chez des femmes accouchées et en
dehors de l'état puerpéral. L'objection n'a pas, à vrai dire, une valeur
aussi grande qu'il paraît au premier abord.

Les accès peuvent évidemment se produire après l'accouchement,
mais le fait est peu commun et ces accès apparaissent généralement
dans les quelques heures qui suivent la délivrance. Rien ne s'op-
pose à ce qu'on admette qu'une cause née de l'œuf puisse encore
faire sentir son action.

Du reste, il ne peut être question d'attribuer à la théorie ovulaire
un caractère exclusif, et j'ai dit plus haut que les lésions viscérales,
notamment celles du foie et des reins, n'avaient aucun caractère spécifique; j'ai expliqué comment elles pouvaient naître en dehors de
la grossesse et provoquer le syndrome éclampsie. Mais il doit rester
acquis, et cela est admis de tous, que l'éclampsie est très rare en
dehors de la grossesse. Je conclus donc :

1. DIENST. Das Eklampsie Gift. (*Zentralblatt f. Gynæk.*, p. 353, mars 1905.)
2. LIEPMANN. Zur Dienstchen Eklampsietheorie. (*Zentralbl. f. Gynæk.*, 1905,
p. 481.)

L'objection tirée de la possibilité de l'éclampsie en dehors de la grossesse, fondée en soi, ne doit pas faire oublier que l'éclampsie est infiniment plus fréquente pendant la grossesse qu'en dehors de cet état et que les recherches faites dans le but de trouver la cause première de l'éclampsie gravidique dans l'œuf restent justifiées.

⁎⁎

Quel résultat a donné l'effort énorme dont je viens de tracer les grandes lignes? La théorie Ehrlichienne, si je puis employer ce mot, est si en faveur, elle a conduit à tant de constatations intéressantes en ce qui concerne le problème de l'immunité, elle a été la cause d'un si grand progrès dans le traitement de la syphilis, etc., qu'il est juste de la tenir pour légitime.

A-t-on eu raison de l'appliquer, ainsi qu'on l'a fait, à la solution du problème des réactions biologiques normales que l'œuf provoque dans l'organisme maternel, et notamment à la solution du problème de la pathogénie de l'éclampsie?

Il faut avouer que si, ne se contentant pas des vraisemblances indiquées par la théorie, on demande sa conviction à l'examen des faits cliniques ou expérimentaux, et de ces faits seuls, l'effort considérable auquel je viens de faire allusion, n'a pas donné de résultats certains.

Mais comment nous étonner qu'il en soit ainsi! Nos procédés expérimentaux, les réactions que nous lisons *in vitro* peuvent nous indiquer des anomalies. Mais combien faut-il que ces anomalies soient flagrantes, énormes, pour être dévoilées! Comme nos moyens de recherches apparaissent grossiers et insuffisants quand il s'agit de déceler des réactions aussi légères que celles engendrées par la présence de l'œuf dans l'organisme maternel! On s'aperçoit vite que les erreurs d'expérience sont aisément supérieures aux déviations soupçonnées, qu'elles les masquent et conduisent souvent à des conclusions contraires à la vérité.

Il semble pourtant que cette objection, valable quand il s'agit d'un état physiologique comme la grossesse normale, ne devrait pas être faite quand il s'agit de l'éclampsie. Ici il y a un cataclysme véritable et tel qu'on en trouve peu de semblables en pathologie.

Pourquoi donc cette défaillance des recherches entreprises pour trouver la cause première, toute première des accidents? Cette défaillance indique-t-elle qu'on fait fausse route? Assurément non. On peut comprendre qu'il en soit ainsi si l'on songe que les modifications humorales causées par les lésions hépatiques, etc., qui surviennent si rapidement et sont si graves, sont capables de vite masquer le mode d'action de la cause première.

L'échec des recherches entreprises pour trouver cette cause première peut ainsi s'expliquer.

Et comme conclusion nous dirons :

Les médiocres résultats obtenus dans les recherches expérimentales ne nous autorisent pas à condamner la théorie Erlichienne de l'origine ovulaire de l'éclampsie ; son exactitude n'est pas démontrée, mais elle est séduisante et mérite toujours d'attirer l'attention.

*
* *

L'Anaphylaxie cause d'éclampsie

Si on accepte la théorie ovulaire de l'éclampsie, une question se pose : Pourquoi observe-t-on si rarement l'éclampsie pendant les premiers mois de la grossesse alors que les phénomènes réactionnels sont si intenses? Pourquoi l'observe-t-on surtout pendant les derniers mois de la grossesse, c'est-à-dire pendant la période où la femme, immunisée en quelque sorte, jouit habituellement d'une bonne santé générale ?

On peut, si on tient le syncytium pour l'élément important, remarquer que dans le placenta des éclamptiques, il y a précisément, une prolifération syncytiale remarquable et considérer cette prolifération comme la cause initiale ; on peut émettre l'hypothèse que le corps jaune vieilli constitue à la fin de la grossesse un moyen de défense insuffisant.

Parmi les solutions proposées, celle qui paraît avoir le plus attiré l'attention attribue l'éclampsie de la fin de la grossesse à une véritable anaphylaxie. Weichardt[1] explique ainsi les explosions soudaines des accès d'éclampsie.

L'exactitude de cette conception pathogénique n'est pas sûre. Anderson et Rosenau[2] disent, il est vrai, avoir pu observer des phénomènes d'anaphylaxie en injectant à des cobayes des extraits placentaires; Thies[3] a obtenu ce résultat, dès la première injection, sur la lapine gravide. La gravidité favoriserait donc l'anaphylaxie.

Mais je dois dire que cette conception d'une anaphylaxie placentaire a été attaquée par Johnston[4] qui n'a pu réussir à sensibiliser des

1. Weichardt. Zur Placentartheorie der Eklampsie-Aetiologie. (*Arch. f. Gynæk.*, t. LXXXVII, p. 655.)

2. Anderson et Rosenau. *U. S. Marine hospital service hyg. lab.*, 1906.

3. Thies. Zur Aetiologie der Eklampsie. (*Archiv f. Gynæk.*, t. XCII.)

4. Johnston. An experimental study of the anaphylactic theory of the toxæmia of pregnancy. (*The Journal of obst. and. gyn of the Brit. Emp.*, 1911, p. 253.)

cobayes par des injections répétées de sang fœtal, et surtout par Murray [1] qui a reproché à Anderson et Rosenau d'avoir laissé autolyser le placenta pendant trois heures avant de l'injecter. La sensibilisation avait été obtenue plutôt contre les produits d'autolyse que contre le placenta lui-même. L'objection a de la valeur.

D'après ces résultats, on peut considérer la question de l'anaphylaxie placentaire comme étant encore à l'étude.

Son étude apparait d'autant plus intéressante qu'elle se rattache à la question des anticorps à la fin de la grossesse et à celle de la sensibilité des femmes enceintes aux diverses intoxications et infections [2].

Du reste, Freund [3] a récemment rapporté des faits qui rendraient singulièrement plausible, s'ils sont confirmés, l'hypothèse de l'anaphylaxie.

J'ai dit que, par la méthode optique, Abderhalden, R. Freund et L. Pincussohn avaient noté que, dans les cas d'éclampsie grave, le sérum ne réagissait pas devant les extraits placentaires. Freund a, dès lors, pensé que cette absence de réaction était due au défaut d'éléments de défense et qu'on pourrait régénérer ces éléments par l'injection d'un sérum neuf de cheval. Il a fait cette tentative dans 3 cas d'éclampsie, et on sait que cette pratique a été imitée, mais avec du sérum de femme enceinte normale, dans d'autres complications de la grossesse.

Conclusions générales

Il n'est pas inutile de grouper les conclusions formulées au cours de l'exposé qui précède.

Signification exacte du terme « éclampsie ». — Des femmes peuvent avoir des accès d'éclampsie, avec des phénomènes généraux si peu marqués qu'ils semblent manquer; d'autres peuvent présenter tout le syndrome habituel de l'éclampsie, sauf les accès. Eclampsie et accès d'éclampsie ne sont pas des termes équivalents.

Nous savons que le syndrome éclamptique est, en réalité, d'origine fort complexe. Des facteurs dynamiques (hypertension, etc.), réflexes (contractures violentes des vaisseaux, convulsions), biologiques (agents toxiques primaires et secondaires), anatomiques (lésions viscérales) interviennent, se groupent et se succèdent de façons fort diverses, pour le produire.

1. Murray. *The Journal of obst. and gyn. the Brit. Emp.*, 1010, p. 225.)

2. Bar et Devraigne. De la sensibilité des femmes enceintes et récemment accouchées à la tuberculine. (*Obstétrique*, 1911, p. 345.)

3. Freund. *Zent. f. Gynæk.*, 1911, p. 775.

Il faut admettre qu'il y a éclampsie quand les éléments du syndrome sont constitués alors même qu'il n'y a pas d'accès.

Il peut être avantageux d'user d'un terme spécial, *éclampsisme* par exemple, pour désigner l'état dans lequel il n'y a pas d'accès et de réserver le terme *éclampsie* pour désigner celui où l'accès convulsif s'est produit.

* * *

Rôle du trouble de l'excrétion urinaire dans la genèse de l'éclampsie. — L'éclampsie convulsive mortelle peut apparaître chez des femmes dont les reins sont capables de bien fonctionner et fonctionnent bien.

Le trouble de l'excrétion urinaire ne précède pas nécessairement l'accès ; il peut être contemporain de celui-ci.

Il est de règle qu'un trouble intense dans l'excrétion urinaire accompagne le syndrome éclampsisme, mais il n'est pas une condition nécessaire de son apparition.

Rôle des lésions hépatiques dans la genèse de l'éclampsie. — Les lésions hépatiques trouvées dans l'éclampsie ne sont pas pathognomoniques. Elles peuvent être contemporaines du premier accès.

Il est vraisemblable (on ne peut dire certain) que la destruction rapide des cellules hépatiques jette dans la circulation des poisons (poisons secondaires), et qu'elle est ainsi un facteur important de l'éclampsie.

Relations entre les lésions rénales et hépatiques. — L'observation des cas où les accès sont survenus brusquement montre que le trouble de l'excrétion rénale suit, dans ces cas, la lésion hépatique.

Mais on ne saurait contester qu'un trouble de l'excrétion rénale ne puisse, à son tour, retentir sur le foie. Ce trouble est fréquent dans l'éclampsisme et peut intervenir pour léser le foie ou tout au moins pour le rendre moins résistant.

Il est possible que les lésions du foie et des reins jouent un rôle important comme causes de l'éclampsie, mais elles sont une cause au second degré, nécessitant l'intervention d'une cause première.

Même si on conteste que les poisons secondaires résultant de la lésion rénale et de la fonte des cellules hépatiques soient la cause de l'éclampsie elle-même, on ne peut méconnaître qu'elles sont la cause directe de symptômes capitaux du syndrome éclamptique.

* * *

Rôle de l'hypertension dans la genèse de l'éclampsie. — L'hypertension ne peut être tenue pour la cause première de l'éclampsie ; il est possible, mais non démontré, qu'elle intervienne comme cause immédiate des accès.

Il est vraisemblable qu'elle intervient comme cause de nombre d'accidents observés dans l'éclampsie (amaurose, etc.) et notamment comme cause des hémorrhagies viscérales.

*
* *

L'éclampsie est-elle due à une névrose? à des troubles réflexes? De la fixation du poison hypothétique de l'éclampsie et des poisons secondaires dans les éléments nerveux. — On s'éloigne de plus en plus de la théorie qui attribue l'éclampsie à une névrose.

Il est possible que des contractions vasculaires brusques se produisent par suite de la pénétration soudaine d'un poison dans l'appareil circulatoire. Ces contractions vasculaires pourraient être une cause d'hypertension.

On ne sait rien de précis sur la fixation d'un poison éclamptique dans les éléments nerveux.

*
* *

Origine microbienne de l'éclampsie. — Rien ne prouve que l'éclampsie soit une maladie microbienne.

Mais les infections intestinales, la colibacillose gravidique peuvent être considérées comme des causes préparantes.

D'autre part, j'ai dit comment le foie des éclamptiques pouvait être envahi secondairement par les germes microbiens.

*
* *

L'éclampsie est une toxhémie. — De plus en plus, on admet que l'éclampsie est une toxhémie.

Les expériences entreprises pour démontrer la toxhémie éclamptique n'ont pas permis de découvrir un poison éclamptique, mais elles ont prouvé :

Que le sang est gravement modifié.

Que, s'il y a des poisons, ceux-ci sont d'origine complexe (poison primaire, poisons secondaires provenant de l'atteinte portée aux éléments cellulaires par le poison primaire) et de nature variée : ferments, enzymes, lipoïdes, matières protéiques.

*
* *

Cause première de la toxhémie éclamptique. — *Rôle des glandes endocrines.* — L'hypertension peut être due, au moins en partie, à l'hyperactivité des surrénales.

L'insuffisance des parathyroïdes peut créer un état d'excitabilité nerveuse favorable à l'apparition des accès convulsifs éclamptiques.

Le corps jaune peut intervenir ainsi que l'hypophyse.

Mais ce sont là des possibilités. Le rôle exact des glandes endocrines dans l'éclampsie n'est que soupçonné.

Origine mammaire. — Elle n'est pas démontrée.

Origine ovulaire. — Les travaux entrepris pour démontrer que le placenta pouvait, en se développant, provoquer des réactions biologiques particulières ont abouti à peu de conclusions définitives.

La toxicité du placenta est réelle, mais il partage cette propriété avec les organes glandulaires. Peut-être cependant sa toxicité est-elle un peu plus marquée.

Le placenta se montre hémolytique *in vitro;* mais l'hémolyse d'origine placentaire, la syncytiolyse se produisant pendant la gestation ne sont pas des faits démontrés. La démonstration de l'action spécifique du placenta par la déviation du complément n'est pas définitivement acquise.

Il n'est pas démontré que, dans l'éclampsie, la toxicité du placenta soit accrue, qu'il y ait un excès de syncytiolysines, que le pouvoir hémolytique du placenta soit augmenté. On ne sait rien de la présence d'anticorps particuliers chez les éclamptiques. Il est cependant rendu vraisemblable, par la méthode optique, que le sérum a subi de sérieuses modifications.

Nous ne possédons qu'un document sur la toxicité du liquide amniotique chez les éclamptiques; il tend à prouver qu'il a une toxicité particulière.

Les albumines fœtales ne paraissent pas, *in vitro*, particulièrement toxiques pour la mère.

Il est possible que l'éclampsie soit un phénomène d'anaphylaxie.

.
. .

En rapprochant les unes des autres les conclusions qui précèdent, nous voyons formulées peu d'affirmations.

Il pourra sembler à ceux pour qui toute recherche doit aboutir à une conclusion certaine, que le labeur de ces dernières années a été inutile, puisqu'ils peuvent dire, qu'aujourd'hui comme il y a quinze ans, l'éclampsie reste « la maladie de l'hypothèse ».

Cependant, il ne peut être décevant, dans des recherches qui doivent aboutir non seulement à éclairer la pathogénie de l'éclampsie, mais encore toute la physiologie pathologique de la femme gravide, de ne pas obtenir immédiatement des résultats décisifs.

Les recherches faites dans le but de solutionner le problème de la pathogénie de l'éclampsie ont cette ampleur.

Acceptons donc leurs résultats tels qu'ils sont; sachons en reconnaître les points faibles et poursuivons le travail commencé.

TRAITEMENT DE L'ÉCLAMPSIE

Par M. COMMANDEUR.

Du Congrès de Genève, en 1896, date le dernier grand débat international sur le traitement de l'éclampsie. Il servira de point de départ à notre étude, et ses conclusions nous serviront de base pour juger les modifications qu'a subies la thérapeutique ancienne, exposer les nouveaux moyens de traitement qui ont fait leur apparition dans ces dernières années, et apprécier la place que les uns et les autres occupent actuellement. Nous essaierons de dégager l'influence que les travaux récents touchant la pathogénie de l'éclampsie ont exercé sur l'apparition des méthodes nouvelles ou l'orientation générale du traitement; nous chercherons enfin à apprécier, à la lueur un peu incertaine des statistiques, le gain réel que l'évolution des idées sur la thérapeutique de l'éclampsie paraît avoir réalisé.

Le Congrès de Genève est surtout marqué par l'adoption définitive de l'origine toxémique de l'éclampsie. Le rapport de Charpentier est étayé tout entier sur cette notion; Byers, Parvin acceptent cette théorie; de même Charles (de Liège) qui admet des éclampsies rénales, hépatiques et mixtes, peut-être aussi d'origine purement gastro-intestinale. La source du poison éclamptique n'est pas nettement définie; on la cherche surtout dans le tube digestif avec action prédominante du foie, les lésions rénales passant au second plan, au moins dans l'ordre chronologique d'apparition.

Le débat thérapeutique a porté d'abord sur le choix des méthodes d'ordre médical, les uns défendant le chloroforme ou le chloral (Charpentier, Tarnier, Fochier), d'autres la morphine (Veit, Byers, Mangiagalli), ou le veratrum viride (Parvin), d'autres, en petit nombre, préconisant la saignée (Charpentier, Tarnier, Audebert, mais dont l'efficacité serait douteuse pour Veit, Charles, Mangiagalli), associée parfois à l'injection sous-cutanée d'eau salée (Audebert, Charpentier), aux purgatifs (Charpentier, Tarnier, Fochier).

L'intérêt capital de la discussion a porté sur l'opportunité d'une

thérapeutique obstétricale active. Si tous sont d'accord pour intervenir lorsque le travail est commencé avec col dilaté ou dilatable, il
n'en est plus de même pour les cas où le col est encore entier ou
lorsque l'éclampsie éclate pendant la grossesse. Ici se manifestent
deux tendances : l'une d'abstention absolue, représentée surtout par
Charpentier ; l'autre d'intervention active exprimée par Halbertsma,
Pamard, Charles, qui préconisent dans *les cas graves* l'évacuation à
tout prix de l'utérus. Cette dernière opinion n'était qu'une forme
adoucie de la proposition émise antérieurement par Dührssen « que
toute éclampsie commande l'évacuation immédiate de l'utérus quel
que soit l'état du col, l'ouverture de celui-ci pouvant toujours être
obtenue par une intervention chirurgicale comme les incisions
profondes du col ». Charpentier s'est surtout attaché dans la discussion à combattre les conclusions de Dührssen. Morisani également
rejette absolument les incisions profondes. Seul Mangiagalli les
accepte si le col est effacé. La dilatation artificielle instrumentale ne
trouve que Bossi comme défenseur. Mais, lorsque la nécessité d'une
thérapie active s'impose, les meilleurs procédés acceptés pour dilater
le col sont : soit les ballons lorsque la portion sus-vaginale du col
n'est pas effacée (Byers), soit la main, qui permet le mieux d'éviter
les déchirures (Fochier, Morisani). Si la dilatation ne peut être obtenue sans dégâts par ces procédés de douceur, et si la gravité du cas
impose l'évacuation utérine, mieux vaut, pour Halbertsma et Charles,
pratiquer la césarienne classique.

En somme, la plupart des auteurs acceptent comme thérapeutique
fondamentale le traitement médical complété au besoin par l'évacuation utérine. Cependant Mangiagalli déclare que c'est le traitement
médical qui doit compléter le traitement obstétrical et que l'évacuation rapide de l'utérus constitue le point capital de la thérapeutique
de l'éclampsie. Halbertsma aussi estime que l'intervention rapide
et active qu'on emploie dans la période d'expulsion mérite d'être
employée bien plus qu'elle ne l'a été jusqu'ici pendant la grossesse
et au moment de l'accouchement.

On voit donc se formuler au Congrès de Genève trois opinions :

La première n'admet une thérapeutique obstétricale active que
lorsque l'évacuation utérine peut être obtenue facilement grâce à une
dilatation ou à une dilatabilité suffisante du col. Elle est soutenue
par Charpentier, Tarnier, Fochier qui font du traitement médical,
surtout par le chloral à hautes doses, l'élément fondamental du traitement. Byers préconise la morphine ainsi que Veit qui déclare
« qu'il n'est pas prouvé que l'accouchement forcé sous anesthésie
complète (ballons, incisions, césarienne) améliore le pronostic. »

La deuxième considère l'accouchement rapide comme la base

essentielle du traitement, les moyens médicaux n'étant qu'accessoires ou complémentaires. Pour Halbertsma, on doit intervenir activement quand le pronostic paraît grave par l'anurie complète, par la fréquence et la gravité des accès; lorsque rien ne fait prévoir que le travail va commencer; lorsqu'il y a lieu de prévoir que le travail sera long et difficile comme chez les primipares à la fin de la grossesse. Il pratique l'opération césarienne, et au début du travail les incisions profondes du col. Mangiagalli, de son côté, estime qu'il est de bonne règle de provoquer l'accouchement par la rupture des membranes. Pasquali déclare que sa ligne de conduite est réglée sur la conviction qu'il a de la nécessité de vider l'utérus.

La dernière considère que l'évacuation, tout en étant désirable et constituant la véritable indication causale, ne doit être recherchée qu'à la condition que l'intervention nécessaire soit en rapport avec l'importance du cas et ne puisse aggraver la situation. Charles estime que dans *les cas graves,* le traitement médical est secondaire et que la terminaison de l'accouchement s'impose à bref délai; si l'accouchement forcé expose à de grands délabrements, mieux vaut faire l'opération césarienne. Morisani pense qu'entre les ultra-conservateurs et les opérateurs quand même la vérité est au milieu.

Évolution des idées pendant les quinze dernières années.

Les quinze dernières années écoulées ont été marquées essentiellement par l'essor rapide de la thérapie obstétricale active parmi les accoucheurs allemands. Sous l'influence de Dührssen et surtout de Bumm qui s'en est fait l'apôtre convaincu, elle s'est peu à peu répandue dans les pays d'influence allemande. Les obstétriciens français sont restés jusqu'ici sur une prudente réserve, avec cependant une tendance à l'intervention plus marquée qu'autrefois. La faveur de la thérapie active, sans renverser complètement les anciennes méthodes thérapeutiques, en a cependant ébranlé un certain nombre qui ont fortement perdu du terrain et tendent à être plus ou moins délaissées. De ces vieilles méthodes, quelques-unes, telle la saignée, semblent reprendre un regain de jeunesse, alors que d'autres, comme les injections d'eau salée qui paraissaient définitivement entrées dans notre arsenal thérapeutique, commencent à être critiquées.

Les notions récemment acquises sur le rôle du corps thyroïde, de la glande mammaire dans l'éclosion des accidents éclamptiques a donné naissance à toute une médication antitoxique nouvelle. La connaissance de l'hypertension artérielle dans ses rapports avec les accès convulsifs a modifié dans un certain sens les indications théra-

peutiques et c'est à elle qu'on doit la renaissance de la saignée. La
découverte de la ponction lombaire et son application à l'éclampsie
a montré l'existence fréquente de l'hypertension du liquide céphalo-
rachidien et permis de déceler l'œdème et les hémorragies cérébro-
méningées dont le rôle dans l'éclampsie ne saurait être mis en
doute ; d'où l'application thérapeutique de l'évacuation de ce liquide
par la ponction.

Il n'est pas douteux qu'il faille rechercher dans la faveur de plus
en plus grande auprès des accoucheurs allemands, des théories
fœtale et placentaire, ou pour mieux dire ovulaires, la cause de leur
prédilection croissante pour l'accouchement rapide. Elle les a logi-
quement amenés à faire de l'extraction immédiate de l'œuf, non seulement du fœtus, mais encore et surtout du placenta, le traitement
héroïque de l'éclampsie. Cette orientation nouvelle les a conduits
aussi à améliorer les conditions de cette extraction. Peu disposés aux
dilatations artificielles manuelles ou instrumentales, ils ont perfec-
tionné le procédé des incisions profondes du col de Dührssen, et en
ont fait une opération mieux réglée et plus typique ; ainsi est née la
section césarienne vaginale avec ses modalités (hystérotomie antérieure ou postérieure avec ou sans métreuryse).

Enfin, dans ces dix dernières années, deux opérations nouvelles
ont été introduites dans la thérapeutique de l'éclampsie : l'une, déjà
longuement expérimentée, la décapsulation des reins avec néphrotomie, cherche à agir sur la sécrétion rénale profondément troublée
(Edebohls) ; l'autre, née d'hier, l'extirpation des glandes mammaires,
veut supprimer la source du poison éclamptique supposé provenir
de ces organes (Sellheim).

Nous allons maintenant passer en revue ces méthodes anciennes
et nouvelles, essayer de préciser leur situation actuelle et la place
qu'elles occupent ou méritent d'occuper dans la thérapeutique d'aujourd'hui.

On a coutume de diviser le traitement de l'éclampsie en trois chapitres : traitement prophylactique, médical, obstétrical. Nous nous
conformerons à cet usage en ajoutant un quatrième chapitre, traitement chirurgical. Mais nous ferons remarquer que cette division n'a
qu'une valeur toute relative, les moyens thérapeutiques étant aussi
bien applicables à la phase prééclamptique qu'à l'éclampsie confirmée. Les convulsions ne sont en somme qu'un stade ultime, un épi-
sode terminal de la toxémie et les moyens mis en œuvre peuvent
être utilisés à toutes les périodes de la maladie. L'éclampsisme,
représenté par l'ensemble des signes morbides révélateurs de l'intoxication, n'est que le premier stade d'une évolution dont les convulsions sont le terme ultime (voy. p. 8). A l'éclampsie proprement

dite et à l'éclampsisme conviennent les mêmes méthodes de traitement, avec la seule différence que l'apparition des convulsions fait naître des indications thérapeutiques spéciales.

Traitement prophylactique.

Sur ce point, aucune discordance n'existe entre les accoucheurs ; tous reconnaissent que l'éclampsie est une maladie évitable et que, son origine toxémique étant admise, elle résulte en somme de la rupture d'équilibre entre la production des poisons organiques et leur élimination. La prophylaxie réside essentiellement dans le régime alimentaire de la femme enceinte, qu'elle présente ou non des troubles fonctionnels révélateurs du fléchissement fonctionnel des organes éliminateurs des poisons. Même lorsque les organes de la femme enceinte sont parfaitement sains, celle-ci doit être soumise à un régime alimentaire tel que la quantité de substances toxiques introduites par l'alimentation soit aussi petite que possible. C'est dire que l'alimentation faiblement carnée, à prédominance végétarienne et, si la femme le tolère bien, une certaine quantité de lait, en évitant tous aliments conservés, fermentés, est celle qu'elle doit adopter. L'usage du sel doit être modéré, le rôle du chlorure de sodium dans la genèse des œdèmes et son influence nocive sur la circulation rénale paraissant aujourd'hui bien établi.

Le point capital de la prophylaxie consiste évidemment dans une surveillance médicale attentive de la femme enceinte pendant toute la grossesse et, lorsque celle-ci pourra être obtenue et sera généralisée, il n'est pas douteux que l'éclampsie se fera de plus en plus rare. L'attention du médecin ne doit pas se porter uniquement sur l'examen de l'urine; sans doute, l'apparition de l'albuminurie est un signe prémonitoire de haute valeur, mais il est à lui seul insuffisant. En effet, l'albuminurie peut n'apparaître que tardivement, dans les heures précédant la crise convulsive, ou même ne se montrer qu'après celle-ci, parfois faire défaut. Sa recherche ne donne donc qu'une garantie limitée. Il faut rechercher tous les petits signes de l'éclampsisme, les œdèmes, même légers et fugaces, qu'on a souvent trop de tendance à rapporter à la compression et qui déjà indiquent des troubles vaso-moteurs graves, les céphalées passagères, les petits troubles de la vue, les vomissements inexplicables des derniers mois de la grossesse; enfin, et surtout l'élévation progressive de la tension artérielle. Ces petits signes doivent être dépistés de bonne heure, et dès leur apparition, il ne faut pas hésiter, même en l'absence d'albuminurie, à instituer un régime alimentaire sévère.

Si ces symptômes sont légers, on peut se contenter du régime lacto-végétarien; mais s'ils sont plus marqués, ou si, malgré ce dernier régime, ils restent stationnaires ou s'aggravent, il faut en venir très rapidement au régime lacté absolu. Celui-ci est universellement reconnu comme le meilleur traitement prophylactique de l'éclampsie; l'axiome déjà ancien de Tarnier « que toute femme au régime lacté absolu depuis une semaine est à l'abri de l'éclampsie », n'a rien perdu de sa valeur. Aliment non toxique, même médicament vrai pour M. Pinard, il continue à mériter toute notre confiance. Mais il faut surtout savoir ne pas trop tarder à l'instituer pour éviter de laisser se constituer des lésions importantes du foie et des reins. Il nous paraît infiniment supérieur au régime dit déchloruré qui ne peut convenir qu'aux cas très légers avec œdèmes peu développés et sans albuminurie. Toute albuminurie nette, surtout si elle s'accompagne de diminution de la quantité d'urine, comporte le régime lacté absolu.

A celui-ci, il y a avantage à associer, lorsque l'albuminurie est bien marquée, le séjour au lit dans la station couchée. L'influence de la station sur le fonctionnement rénal est aujourd'hui bien établie; on sait que la sécrétion urinaire est favorisée par la station horizontale; il ne faut pas hésiter à l'imposer au besoin. Tout refroidissement qui peut être la cause occasionnelle d'une brusque rupture d'équilibre fonctionnel du rein doit être soigneusement évité.

Au régime lacté absolu, et pour augmenter la diurèse, on peut ajouter l'absorption d'une certaine quantité d'eau, soit naturelle alcaline, soit additionnée de bicarbonate de soude. Dienst a récemment insisté sur les avantages de la diète alcaline, qui agirait sur l'acidose sanguine (acide lactique, acide oléique).

Il est aussi indiqué de balayer régulièrement l'intestin à l'aide de purgatifs légers, deux ou trois fois par semaine, comme le conseillait Fochier; non seulement le purgatif entraîne mécaniquement les matières intestinales toxiques, mais il produit chaque fois une légère saignée séreuse qui a bien son utilité. Il est certainement supérieur pour assurer l'antisepsie intestinale aux substances chimiques telles que le benzonaphtol, le salycilate de bismuth, etc.

Lorsque les symptômes prééclamptiques sont plus caractérisés, que les signes avant-coureurs des convulsions sont franchement dessinés (œdèmes bien marqués et permanents, céphalée constante, troubles visuels, gastriques, albuminurie forte, diminution de la quantité d'urine, hypertension artérielle), le problème de la prophylaxie de la crise convulsive devient plus complexe. Sans doute les moyens passés en revue ci-dessus doivent être appliqués dans toute leur rigueur, mais faut-il se limiter à leur emploi, si les accidents restent stationnaires ou progressent? Ici les opinions divergent; mais on note cependant parmi les accoucheurs une réelle tendance à user contre les accidents prééclamptiques des mêmes armes que contre l'éclampsie confirmée. Aussi voyons-nous préconiser la diaphorèse par les enveloppements chauds (Ahlfeld). Potocki, Bouffe de Saint-Blaise ont pratiqué de larges saignées à la phase prééclamptique. Fochier donnait du chloral à titre préventif à la dose de 3 grammes par jour et ses élèves ont conservé sa pratique. Giberson fait usage du veratrum viride; Nicholson de l'extrait thyroïdien.

Mais ce n'est pas tout. Il est possible que malgré un régime sévère et un traitement médical énergique, l'état de la malade continue à s'aggraver. Sans doute ces cas sont rares, exceptionnels même, mais quand ils se produisent, que doit-on faire? Ici le problème du traitement obstétrical peut se poser nettement et il serait imprudent de le résoudre de façon absolue dans le sens négatif. Sur quels signes cliniques précis va-t-on baser l'indication de l'interruption de la grossesse? Ce point est encore mal élucidé. Favre (1898) considérait la céphalée comme un signe prémonitoire indiquant l'intervention; ses résultats ne sont guère encourageants (sur 10 cas, mortalité maternelle 50 p. 100; fœtale 100 p. 100). Sans vouloir rien préciser, il nous semble que la base la meilleure serait encore la persistance d'un taux d'albumine élevée, de l'oligurie, ou d'une forte tension artérielle. Bumm, Sarvey admettent aussi la légitimité d'interrompre la grossesse lorsque les accidents prééclamptiques s'aggravent. Mais il est bien évident qu'une telle décision ne doit pas être prise d'emblée mais seulement après échec manifeste du traitement médical et du régime lacté absolu. Bar n'hésite pas à intervenir quand le cas paraît grave et vide l'utérus par les procédés rapides, de préférence par la césarienne vaginale.

Les mêmes considérations s'appliquent aux cas d'éclampsie sans accès convulsifs qui sont aujourd'hui bien connus. Leur thérapeutique est en somme identique à celle de l'éclampsie convulsive, avec la seule différence que la médication dirigée contre l'élément convulsion lui-même ne trouve plus son indication.

En somme, le traitement prophylactique de l'éclampsie tend à s'élargir surtout à la phase prééclamptique. C'est en raccourci le traitement de l'éclampsie confirmée, mais avec plus de gradation dans les moyens, plus de douceur dans l'application, plus de chances de succès dans le résultat. Si nous voulons voir la fréquence de l'éclampsie décroître ainsi que sa gravité, c'est certainement sur le traitement prophylactique qu'il nous faut surtout compter.

Traitement médical.

L'extension prise dans ces dernières années par l'accouchement immédiat dans l'éclampsie, surtout en Allemagne, n'a pas été sans jeter une certaine défaveur sur le traitement purement médical. Considéré d'abord comme le complément de la libération utérine, on l'a jugé ensuite comme accessoire, puis inutile et enfin dangereux, au moins en ce qui concerne le traitement médicamenteux. Déjà en 1900 Porak avait affirmé ce principe, que l'éclampsie étant une intoxication aggravée par l'oligurie, on devait renoncer à prescrire des substances toxiques telles que le chloroforme, le chloral et la morphine, opinion à laquelle Macé et Chirié récemment se sont entièrement ralliés. Fritsch dit expressément « qu'il est absurde d'ajouter à un organisme empoisonné de nouveaux poisons en quantité ». Aussi a-t-il renoncé à tout médicament ainsi que Pfannenstiel, Baumm, Zweifel. Tous se bornent aux moyens en quelque sorte physiques de stimuler la diurèse et la diaphorèse. Sans doute cette proposition semble d'une logique rigoureuse, mais on peut y répondre qu'il n'est pas non plus illogique de chercher à neutraliser par des substances chimiques introduites dans l'organisme les toxines éclamptiques, et que d'autre part c'est faire bon marché d'une expérience déjà longue sur l'action éprouvée de certains médicaments. En clinique, on ne saurait baser des indications sur des raisonnements, mais seulement sur l'expérience. Or, les médicaments qui sont restés jusqu'à ce jour dans la thérapeutique de l'eclampsie ont fait suffisamment leurs preuves pour mériter d'être conservés, ou du moins de n'être pas rejetés sans discussion.

Pour étudier les moyens thérapeutiques appliqués à l'éclampsie, on peut les classer suivant leur mode d'action supposée (antitoxiques, sédatifs nerveux, diurétiques, diaphorétiques, etc.). Pour éviter de trop nombreuses divisions, nous préférons en faire deux catégories : les agents d'ordre chimique ou médicaments ; les agents d'ordre physique. Dans le premier groupe, nous étudierons les médicaments anciens (chloroforme, chloral, morphine, veratrum viride), ceux qui ont été introduits récemment dans la pratique (extrait thyroïdien et parathyroïdien, hirudine), et quelques autres accessoires. Dans le second, nous placerons la saignée, les injections de sérum artificiel, la ponction lombaire.

Le *chloroforme*, comme le chloral, la morphine, le bromure de potassium, fait partie du groupe des médicaments destinés à lutter contre l'hyperexcitabilité des centres nerveux (voir page 24). Jadis très vanté, il semble avoir perdu bien du terrain. La vieille méthode qui consistait à endormir profondément les malades et à les maintenir ensuite pendant des heures sous l'influence des vapeurs anesthésiques n'est généralement plus acceptée. On sait aujourd'hui que la narcose chloroformique prolongée est nocive à l'organisme, surtout par son action élective sur certains organes, tels que le foie, comme l'ont démontré Doyon et Morel. Tout récemment Parisot et Heully ont montré que le chloroforme augmente la fragilité globulaire, augmentation qui est en rapport avec la durée de l'anesthésie. Il n'est plus actuellement qu'un moyen d'attente ou d'urgence permettant de parer aux dangers des crises convulsives subintrantes et immédiatement menaçantes, ou lorsqu'on doit exécuter des manœuvres qui réveilleraient à peu près à coup sûr l'accès éclamptique. On s'accorde à reconnaître que toutes les interventions destinées à évacuer l'utérus doivent être faites sous anesthésie chloroformique. Hors ce cas, on ne doit l'administrer qu'à doses faibles et discontinues permettant d'attendre l'action d'autres médicaments anti-convulsifs, comme le chloral ou la morphine. Pfannenstiel a conseillé l'usage de l'éther, Pforte le mélange de Billroth, mais on ne saurait les considérer que comme des anesthésiques opératoires.

Le *chloral* a été, et reste encore à notre avis, le médicament de choix des accoucheurs français, mais tous ne l'emploient pas avec la même ampleur ni la même sécurité. Beaucoup hésitent à l'administrer à doses élevées et n'osent dépasser 5 à 6 grammes en vingt-quatre heures. Ainsi comprise, la médication chloralique perd beaucoup de sa valeur. D'après notre expérience personnelle appuyée sur celle de Charpentier et Fochier, la médication chloralique pour donner des résultats dans l'éclampsie doit être intensive, comme l'avaient déjà conseillé Bourdon, puis Testut. Charles trouve que 6 grammes de chloral c'est beaucoup. Budin recommande de ne pas dépasser 10 grammes en vingt-quatre heures. En réalité, ce sont là des doses faibles, en quelque sorte minima, et dans les éclampsies graves il faut ne pas craindre des doses de 12 à 24 grammes par vingt-quatre heures. Ces doses conseillées par Fochier sont encore employées actuellement par ses élèves, et cela sans inconvénient. La tolérance de l'organisme pour le chloral est très grande. Charpentier rappelait que Berger avait pu donner 413 grammes de chloral en trente-deux jours à un tétanique. Nous-même avons vu une femme enceinte de sept mois et atteinte de psychose avec agitation extrême prendre *pendant deux mois* 6 grammes de chloral par jour, soit 360 grammes, mener sa grossesse à terme, et accoucher heureusement d'un enfant vivant. Il ne faut donc pas redouter les hautes doses de chloral ; elles seules permettent d'en obtenir de bons résultats. Nous pouvons affirmer que nous n'avons jamais vu d'accidents avec des doses variant entre 10 et 20 grammes.

Un point important de la médication chloralique dans l'éclampsie est le mode d'administration du médicament. La plupart des auteurs ont rejeté la voie intra-veineuse et adopté la voie rectale. Les accoucheurs lyonnais, à la suite de Fochier, utilisent à peu près uniquement la voie stomacale pour les raisons suivantes : la voie rectale nécessite le repos de l'intestin et par conséquent empêche l'emploi précoce des purgatifs dont l'utilité est incontestable; d'autre part, l'action irritante du chloral détermine des contractions intestinales et le rejet partiel ou total du lavement médicamenteux; on ne peut dès lors savoir les doses exactes de médicament retenues. Enfin l'absorption rectale est moins rapide. Par voie stomacale, on a au contraire la certitude de la dose absorbée. On a reproché au chloral introduit dans l'estomac de provoquer des vomissements, mais ceux-ci ne se produisent pas si on fait préalablement un abondant lavage d'estomac avec de l'eau alcalinisée et si l'on a la précaution de diluer largement le chloral pour éviter son action irritante. Voici la technique que nous suivons : on pratique aussi tôt que possible un lavage d'estomac en anesthésiant au besoin légèrement la malade si elle est trop agitée; après le lavage, on introduit par la sonde deux à trois grammes de chloral dilués dans 150 à 200 grammes d'eau ou de lait; puis d'heure en heure on fait absorber un gramme de chloral, au besoin au moyen de la sonde nasale jusqu'à cessation des crises. Ce mode d'administration permet en même temps d'évacuer l'intestin au moyen d'un lavement purgatif sans risquer de compromettre les résultats de la médication. Les détails de cette technique ont été exposés dans la thèse de Goubert (Lyon, 1900).

Le chloral ne semble pas s'accumuler dans l'organisme, soit qu'il s'élimine par les reins, soit qu'après dédoublement il s'élimine par les voies respiratoires. Il n'empêche nullement le rétablissement de la diurèse et nous avons vu bien souvent dans les heures qui suivent son absorption, les urines d'abord rares et foncées, devenir abondantes et claires, l'albuminurie massive diminuer brusquement et disparaître les jours suivants malgré les hautes doses absorbées. Le chloral agit-il simplement comme sédatif du système nerveux, comme on le croit généralement, ou a-t-il, comme le pensait Fochier, une action directe, peut-être neutralisante, sur les toxines éclamptiques? Il est difficile de le dire. Ce qu'on peut affirmer, c'est que, même à haute dose, il n'est pas dangereux.

Nous manquons de statistiques étendues pour juger les résultats de la médication chloralique pure, en dehors des statistiques anciennes déjà connues. Nous ne pouvons qu'apporter ici nos propres observations recueillies à la Maternité de la Charité de Lyon. De 1903 à 1909, en sept ans, sur 35 cas nous avons eu 2 morts, soit 5,7 p. 100. En juillet 1911 nous comptions 43 cas avec 5 morts, soit 11,62 p. 100 (statistique non expurgée comprenant un cas de mort quarante-cinq minutes après l'entrée, c'est-à-dire avant qu'aucun traitement ait été mis en œuvre); si on défalque ce cas, la mortalité n'est plus que de 9,3 p. 100. Même en nous tenant au chiffre de 11,62 p. 100, nos résultats peuvent être considérés en l'état actuel comme plutôt favorables.

La *morphine* est peu employée en France et nous ne la connaissons guère que par les publications étrangères. Depuis l'époque où Veit en recommandait l'emploi à doses élevées (0,03 centigrammes toutes les heures), l'École allemande semble tendre à en restreindre les doses en l'associant au chloral, au bromure de potassium ou aux anesthésiques. Hônig a conseillé, après anesthésie avec un mélange d'éther et de chloroforme, d'injecter 0,02 centigrammes de morphine à la face externe de chaque avant-bras (soit 0,04 centigrammes d'un coup). Lôhlein aurait eu avec la morphine, sur 87 cas, une mortalité de 13,8 p. 100. L'emploi des doses élevées de morphine est encore conseillé par La Torre, Tauffer, Backer. Nous l'avons employé une fois avec succès à la dose de 0,04 centigrammes dans un cas d'éclampsie après l'accouchement sans albuminurie et avec urines claires et abondantes, après échec du chloral administré par voie rectale. Bar a suffisamment attiré l'attention sur les dangers d'accumulation de l'opium et de ses dérivés lorsque le rein est fermé.

Il est difficile de juger les résultats de la médication morphinée d'après de nombreuses statistiques. Récemment, de Vrièze (1910) a publié les résultats de la clinique d'Amsterdam où la morphine est employée à hautes doses (jusqu'à 0,20 centigrammes en vingt-quatre heures). Sur 121 cas, il y eut 63 morts, soit 52 p. 100. La mortalité fut surtout élevée pour les femmes déjà accouchées. La plupart des cas observés par Treub étaient très graves, la mortalité fœtale fut de 46,09 p. 100. Il ne semble pas, étant donné les résultats obtenus en France par la médication chloralique, que la morphine, en dehors de quelques cas particuliers, doive rentrer dans notre thérapeutique.

TRAITEMENT DE STROGANOFF. — La médication dite de Stroganoff est basée essentiellement sur l'association du chloral et de la morphine donnés à doses alternantes, répétées et à intervalles réguliers. Stroganoff considère l'éclampsie comme une maladie aiguë, infectieuse, pénétrant probablement dans l'organisme par les poumons. La tâche la plus importante est de faire disparaître les accès convulsifs, et le moyen le plus utile et le moins dangereux est la prescription systématiquement prophylactique de la morphine et de l'hydrate de chloral; l'action simultanée de ces deux moyens calmants étant toujours plus forte que l'action d'un seul, même pris à haute dose. Voici la technique employée :

Aussitôt que la malade est amenée ou aussitôt après le premier accès, on injecte sous la peau 0,015 mmgr. de morphine ; une heure après ou même un peu avant si l'état est un peu inquiétant, l'injection à même dose est répétée. Dans les deux heures qui suivent la deuxième injection, et même avant si l'accès menace d'apparaître, on donne un lavement avec 2 ou 3 grammes d'hydrate de chloral dans une solution gommeuse. Le lavement est répété quatre heures après, dans la même quantité ou même un peu inférieure si la malade est tranquille ; on répète six heures après, et ensuite huit heures après le même traitement. Dans les cas plus graves, on peut augmenter les doses, et en cas d'accès menaçants diminuer les intervalles. Très souvent la malade s'endort d'un sommeil profond qu'il faut savoir ménager et indique qu'il est inutile de donner de nouvelles doses.

Au Congrès de Paris (1900), Stroganoff a rapporté 92 cas et tout en reconnaissant l'utilité de l'évacuation utérine, il déclare n'avoir pas eu une seule fois à pratiquer l'accouchement forcé. Ces 92 cas ont donné 5 morts (soit 5,4 p. 100), dont 2 de maladies accidentelles (pneumonie, septicémie). Depuis cette époque, Stroganoff a pu réunir 360 cas avec une mortalité totale de 6 p. 100. Primo, sur 83 cas où il a appliqué le même traitement, a observé une mortalité de 8,4 p. 100. Ces chiffres, portant sur un grand nombre d'observations, ne laissent pas d'être impressionnants.

Roth a expérimenté le traitement de Stroganoff à la Clinique de Léopold dans 31 cas. Il y eut une seule mort de mère. Le traitement parut surtout efficace en dehors du travail. Dans 3 cas survenus pendant la grossesse, 2 fois celle-ci continua. La mortalité fut donc de 3,2 p. 100 sur l'ensemble des cas et de 4,3 p. 100 pour les femmes en travail. Sur 28 enfants, 23 survécurent ; souvent ils vinrent au monde très somnolents, apnéiques, mais furent vite ranimés. Il faut surveiller de très près, pendant les premières heures, les enfants nés après emploi de la méthode de Stroganoff.

Le *bromure de potassium*, conseillé par Hutchison à la dose de 1 gramme toutes les heures, est resté dans la thérapeutique de l'éclampsie ; il est rarement employé seul, mais le plus souvent associé au chloral ; cette association ne semble pas présenter d'avantages bien marqués.

Le *Veratrum viride*, plus encore que la morphine, est inconnu dans la pratique française. Il n'est pas cependant de médicament qui, en Amérique, son pays d'origine, ait soulevé autant d'enthousiasme. Il a été étudié en France, avec des documents d'origine américaine, par Caridi Missirlioglou (Th. Paris, 1905). C'est un médicament cardio-vasculaire amenant une vaso-dilatation intense avec chute de la pression sanguine et ralentissement du pouls, qui, de 120, descend à 90, 80 et, à dose élevée, à 60 et même 40. Le meilleur mode d'administration serait l'injection hypodermique d'extrait fluide à la dose de 15 à 20 gouttes, répétée au besoin. Son innocuité serait complète à doses fractionnées; c'est un agent maniable, le pouls étant un guide prompt et sûr annonçant le moment où on doit cesser le médicament; lorsque le nombre des pulsations est tombé à 60, on doit s'arrêter. La voie hypodermique évite les vomissements qu'on observe fréquemment avec l'adminstration buccale. Son usage ne contre-indique pas d'ailleurs les autres médications. Giberson voudrait le voir employer avant les accès, René Cotret en fait le médicament spécifique de l'éclampsie. Nous manquons toutefois de statistiques nombreuses permettant d'apprécier sa valeur. Parvin, en 1896, évaluait la mortalité de l'éclampsie traitée par le veratrum viride à 8 p. 100.

Son usage a été introduit en Italie par Mangiagalli (Congrès de Paris, 1900), qui, tout en considérant le traitement obstétrical comme le meilleur, a expérimenté le veratrum viride pendant quatre ans avec un succès à peu près constant. Frappé par la communication de Parvin au Congrès de Genève, il étudia scrupuleusement ce moyen thérapeutique et, dit-il, « les résultats furent splendides, extraordinaires », puisque, dans 18 cas traités, il obtint toujours la cessation des accès et 17 fois la mère guérit. L'action se produisit aussi bien au cours de la grossesse (7 cas) que du travail (9 cas) et des suites de couches (2 cas). Le traitement obstétrical fut réduit à sa plus simple expression. La dose moyenne (en plusieurs fois) fut de 100 gouttes. Quant à son mode d'action, il n'agit certainement pas en déterminant la mort du fœtus, car le nombre d'enfants vivants n'est pas inférieur à celui obtenu par d'autres méthodes; il n'est pas démontré non plus qu'il agisse comme neutralisant les toxines éclamptiques. Mangiagalli se rattache lui aussi à l'idée d'une action vaso-motrice. Vincenzo Lauro, en 1903, a publié également 2 cas traités avec succès. Une statistique de Mirto rapporte 61 cas avec 5 morts, soit 8,04 p. 100 de mortalité; cependant, dans ce concert de louanges, éclatent quelques notes dissonantes, et Kirkley (1905) déclare que le veratrum viride si vanté n'a qu'une action illusoire.

Nous retrouvons dans la communication de Mangiagalli le ton d'enthousiasme déjà signalé chez les auteurs américains; il ne semble pas que l'efficacité du veratrum viride puisse être mise en doute. Nos connaissances actuelles sur le rôle de l'hypertension artérielle dans la production de l'attaque éclamptique (voir p. 19) sont aujourd'hui assez nettes pour que, si réellement le veratrum viride a une action aussi énergique sur cette pression, il puisse être consi-

déré comme répondant à une indication précise. Il mériterait donc
d'être expérimenté.

A côté de ces médications fondamentales, il en est un certain
nombre de peu importantes, qui ne méritent pas de nous retenir
longtemps. Seules, parmi les nouvelles, doivent être examinées le
traitement par l'extrait thyroïdien ou parathyroïdien et par l'extrait
de sangsues ou hirudine. Nous passerons brièvement sur les premières.

Appleby, en 1897, a employé le *gaïacol* dans deux cas avec des
résultats surprenants. Des frictions sur l'abdomen avec 40 ou
50 grammes amènent une diminution du pouls, la diaphorèse s'éta-
blit et les convulsions cessent. Il est d'une application facile, d'une
action certaine et amenant une sédation rapide des symptômes pres-
sants, pression sanguine et température.

Wilson, en 1906, a conseillé le *calomel* pendant les attaques, à
doses fractionnées, de 0 gr. 75 à 1 gr. 25. Il agirait comme chola-
gogue, diurétique et antifermentescible. Hanks l'a également utilisé.
Pour combattre la salivation et la diarrhée consécutives, il y aurait
avantage à lui associer la morphine. Il nous semble en tout cas que
l'administration d'un sel de mercure qui a tant de tendance à s'accumuler lorsque le rein fonctionne mal, ne doit pas être sans danger.
Marx, dans les éclampsies consécutives à une néphrite chronique, a
conseillé les injections sous-cutanées de *trinitrine* à la dose de
6 décimilligrammes. Hanks a employé *l'aconit* quand la tension
artérielle était élevée; Krœmer *l'hyoscine* à la dose de 1 milli-
gramme; Harle, dans 5 cas, *l'hydrate d'amylène* en injection intra-
musculaire à la dose de 3 à 4 grammes, et a observé la cessation des
accès. Nous ne ferons que signaler le traitement par la *nitro-glycé-
rine* utilisé par Carthi (1908). Quant à la *pilocarpine*, utilisée jadis
comme diaphorétique, elle semble avoir disparu à juste titre de la
thérapeutique de l'éclampsie; ses inconvénients et ses dangers lui
font préférer les moyens d'ordre purement physique pour provoquer
la sudation. Harlie l'a conseillée à nouveau sans trouver grand écho.

Les *inhalations d'oxygène* restent toujours une médication symptomatique de haute valeur; mais on ne saurait les considérer comme
constituant à elles seules une méthode thérapeutique. Elles rendront
surtout service dans les cas de gêne respiratoire avec cyanose, congestion ou œdème pulmonaires, comme Stroganoff et Osterloh le
conseillent, mais elles restent souvent inefficaces contre la respiration
superficielle des comateuses (Zweifel). C'est de l'examen clinique de
la respiration et de la circulation périphérique qu'on peut tirer l'indication de leur emploi.

L'*iodure de potassium* a été appliqué au traitement de l'éclampsie

sous une forme intéressante par Bolle en 1901. Connaissant les travaux des vétérinaires sur une affection qui frappe presque uniquement les vaches et qui offre de grandes analogies avec l'éclampsie
humaine, il eut l'idée d'appliquer aux éclamptiques le traitement pré-
conisé par le vétérinaire danois Schmidt pour la parésie de parturition de l'espèce bovine (*Gebärparese* des Allemands, fièvre vitulaire des
Français), que Demler assimile entièrement à l'éclampsie humaine.
Schmidt, observant que la maladie frappe la vache dans les premières
heures qui suivent la parturition, pensa que la sécrétion lactée pouvait jouer un rôle dans l'apparition de la maladie, d'autant que ce
sont les vaches bonnes laitières qui sont le plus souvent atteintes.
Pour modifier la sécrétion lactée, il injecta dans la mamelle une
solution d'iodure de potassium; les résultats furent excellents, la
mortalité des vaches tomba de 40 à 50 p. 100 à 10 à 15 p. 100.

Sur ces données, Bolle a expérimenté dans le service d'Olshausen
les injections intra-mammaires d'iodure de potassium; il injecta soit
dans la glande mammaire, soit dans le tissu cellulaire du creux sous-
claviculaire, une solution de 5 à 6 grammes d'iodure; sur 15 malades
traitées, il y eut un seul décès. Bolle, sans donner de conclusions
fermes, estime cependant ces résultats assez encourageants pour
engager les accoucheurs à essayer cette thérapeutique. Mais comme
son action est assez lente et qu'il faut environ six heures pour qu'elle
se fasse sentir, il faut entreprendre de bonne heure la médication;
celle-ci conviendrait surtout à l'éclampsisme et non aux cas
d'éclampsie confirmée avec accès rapprochés. Les expériences de
Bolle semblaient tombées dans l'oubli lorsqu'elles ont été reprises
par Sellheim qui, dans un cas désespéré d'éclampsie persistant après
un accouchement terminé par césarienne vaginale, injecta sous forte
pression dans le corps de la glande mammaire, 1.000 grammes
d'une solution salée à 9 p. 100 renfermant 1 gr. 50 d'iodure de potassium; vingt minutes après survint une amélioration qui s'accentua;
vingt-quatre heures après, nouvelle injection de 1 gramme d'iodure
de potassium; la malade guérit. C'est cette observation qui aiguilla
définitivement Sellheim sur la théorie de l'origine mammaire de
l'éclampsie des suites de couches (voir p. 38), laquelle devait le
conduire à d'autres déductions thérapeutiques plus imprévues. Il est
difficile de porter un jugement sur la valeur des injections intra-
mammaires d'iodure de potassium; elles ne semblent cependant présenter aucun danger. On peut y adjoindre, comme le conseillent les
vétérinaires, des injections d'air atmosphérique stérilisé qui rendraient l'action de la médication iodurée plus efficace. D'autres, comme
Martin, ont injecté de l'oxygène au lieu d'air. Ce sont des méthodes
encore à l'essai.

Basée sur une idée pathogénique nouvelle, la *médication thyroï-dienne* a été introduite dans la thérapeutique de l'éclampsie par Nicholson (voir p. 34). Le rôle anti-toxique du corps thyroïde et des glandes parathyroïdes une fois connu, il était logique de leur faire jouer un rôle dans la pathogénie de l'éclampsie. Les recherches de Verstraeten et Vanderlinden, Lange, Vassale, Jeandelize et Richon, Hergott, Fruhinsholz, Charrin et Moussu, autorisent à croire que dans l'éclosion de *certaines éclampsies*, l'insuffisance fonctionnelle du corps thyroïde et des glandules parathyroïdes a une influence certaine. Nicholson a le premier utilisé l'extrait thyroïdien à la dose de 0 gr. 30; Cerf a publié 3 cas où il a vu se produire la diurèse et tomber la pression artérielle; Baldowski en a publié 2 cas. Enfin Vassale a publié 3 cas traités et guéris par l'extrait parathyroïdien que Kayser, Seitz, von Herff ont essayé avec des résultats variables. Il semble difficile de porter dès maintenant un jugement sur la valeur de la médication thyroïdienne, étant donné le nombre restreint d'observations publiées à ce jour. Son action paraît certaine, mais il semble qu'elle ne doit convenir qu'à certaines formes d'éclampsie qu'il reste à préciser, peut-être celles où on constate un corps thy-roïde peu développé et où il n'existe qu'une albuminurie faible ou nulle (Fruhinsholz). Peut-être aussi cette médication serait-elle plus favorablement appliquée à la phase prééclamptique qu'à la période convulsive où il faut agir vite. Il est, en tout cas, prudent de sur-veiller l'action de la médication sur le cœur et de s'en abstenir lorsque celui-ci présente quelque lésion.

Parmi les médications nouvelles, une mention spéciale revient à l'*extrait de sangsues* ou *hirudine*. Étayée sur la notion précise de la formation de thromboses dans les organes des éclamptiques (voir p. 29, théorie de Dienst), elle cherche à prévenir leur produc-tion en modifiant la coagulabilité du sang. L'idée première en est due à Volhard qui, en 1897, dans un travail de la Clinique de Fehling, recommanda de supprimer l'action du fibrin-ferment par l'injection d'un extrait de sangsues inoffensif; il signala en même temps le danger possible d'une hémorragie secondaire post-partum due à la plus grande fluidité du sang. L'hirudine a été l'objet des recherches de Dienst et de Engelmann et Stade. Ces derniers, en 1909, ont publié le résultat d'expériences où ils ont utilisé les propriétés anti-coagulantes, d'abord de la peptone, puis de l'hirudine. Ils ont montré qu'en injectant dans les veines d'un animal une solution d'hirudine en même temps qu'un extrait de suc placentaire ou immédiatement avant, on empêchait, dans la plupart des cas, *mais non dans tous*, les effets thrombosants mortels de celui-ci, effets préalablement cons-tatés dans des expériences de contrôle. Ils l'ont employé chez la femme à la dose de 0 gr. 40, mais il serait possible, dans les cas graves, d'aller jusqu'à 1 gramme. Ils reconnaissent la valeur thérapeutique de l'hirudine, malgré le petit nombre d'observations (6) où ils l'ont employée, tout en faisant de sérieuses réserves sur son efficacité. Dienst emploie l'hirudine après avoir vidé l'utérus et extrait le plus vite possible le placenta pour éviter l'irruption dans l'organisme maternel des substances fibrinogènes. L'œuf extrait, il injecte dans une veine la solution d'hirudine. Dans un cas, l'injection de 0 gr. 002 d'extrait de sangsues dans 50 centimètres cubes de sérum stérilisé fut suivi d'un succès éclatant.

Engelmann, (1911), a réuni 14 cas où a été utilisée l'hirudine, cas dans lesquels l'accouchement n'avait eu aucune influence sur les accès, ou bien où l'éclampsie avait apparu après l'accouchement. Dans 7 cas, on ne put empêcher la terminaison fatale, mais dans 12 cas une influence certaine sur les accès a été notée. Sept fois les crises cessèrent immédiatement après l'injection, ou il n'en survint qu'une seule et dernière; avec la cessation des crises une amélioration évidente de l'état général fut observée.

Le traitement par l'hirudine comporte évidemment de nouvelles recherches. Il correspond sans doute à une indication réelle, mais, comme l'a déjà fait remarquer Engelmann, il n'est pas sans danger de supprimer, au moment de l'accouchement, la coagulabilité du sang, d'autant que celle-ci peut disparaître non seulement pour quelques heures mais pour quelques jours (Weill et Lesieur); d'où un redoutable risque d'hémorragie profuse. C'est une arme à double tranchant dont l'avenir nous apprendra peut-être à nous servir sans danger. Doyon, Morel et Policard ont montré que l'hirudine présentait de grandes analogies avec l'antithrombine du foie; comme elle, c'est une nucléo-protéide très riche en phosphore.

Nous allons examiner maintenant les moyens thérapeutiques qu'on peut considérer comme d'ordre physique.

Parmi eux, les *injections d'eau salée* ont joué longtemps un rôle prépondérant. Porak les a introduites dans la thérapeutique de l'éclampsie en se basant sur la nécessité de rétablir la diurèse chez les éclamptiques (Voir p. 27, Théorie de la toxicité du sang). Il les a utilisées pendant sept ans (de 1891 à 1898) comme traitement fondamental. Leur emploi correspondit au début à une série heureuse puisqu'il observa une seule mort sur 8 cas. Aussi n'hésita-t-il pas à les préconiser dans la thèse de son élève Bernheim. Mais la suite de son expérience vint infirmer en partie ses premiers résultats. En 1900, au Congrès de Paris, il rapporta une série de 41 cas traités par l'hypodermoclyse avec une mortalité de 24, 41 p. 100. Il en conclut donc qu'employée seule, elle est incapable

d'abaisser notablement la mortalité de l'éclampsie. Cependant,
l'usage des injections salines, sans se généraliser, s'est répandu dans
les années suivantes. En Angleterre, Jardine en fut le protagoniste;
il conseille, en 1901, d'ajouter au chlorure de sodium une quantité
égale d'acétate de soude (soit 8 grammes de chaque par litre d'eau),
ce qui augmente le pouvoir diurétique de l'eau salée; dans les cas
traités il n'observa aucune complication, et sa mortalité tomba de
47 p. 100 à 27 p. 1000. Ce dernier chiffre, s'il constitue une amélioration sur le précédent, ne laisse pas que d'être au point de vue absolu
plus que médiocre. D'après Hey Groves, l'eau salée n'agirait pas
comme diurétique, mais en empêchant la formation de thromboses.
Les injections salines sont encore employées couramment par Stroganoff, Bumm, etc. Ce dernier conseille l'injection de grandes quantités, 1.500 centimètres cubes au moins à la fois, renouvelée au
besoin 2 à 3 fois par jour; ce sont là des doses très élevées et fort
critiquables.

Dans ces dernières années, l'emploi des injections d'eau salée physiologique dans l'éclampsie semble avoir perdu un terrain sensible;
Porak en a fait lui-même la critique en 1900 et n'a pas hésité à les
reconnaître comme peut-être dangereuses. En effet, pour que le
lavage du sang réussisse, il est nécessaire que le rein ait conservé sa
perméabilité, condition qui manque souvent dans l'éclampsie. En
tout cas, la diurèse obtenue n'est pas proportionnelle à la quantité
d'eau injectée. A ces arguments s'en ajoutent d'autres, basés sur une
connaissance plus précise du rôle de la rétention chlorurée dans la
production des œdèmes et la fermeture du rein, et de l'hypertension
vasculaire sur l'éclosion des accès convulsifs. Sippel, récemment
(1910), a insisté à nouveau sur les dangers possibles des injections
d'eau salée : il rappelle que Kowasoye a attiré l'attention sur les
relations existant entre les troubles fonctionnels des reins et les
injections salines; le rein sain qui laisse filtrer l'eau salée, retient au
contraire le chlorure de sodium s'il est malade; d'où augmentation
des œdèmes. Enfin les injections salines favorisent l'hypertension, et
en cela elles vont à l'encontre du but poursuivi, puisque la médication anti-éclamptique logique doit tendre au contraire le plus possible à faire tomber l'excès de pression vasculaire. Toutes ces raisons
et les résultats publiés par Porak conduisent à restreindre l'hypodermoclyse salée dans la thérapeutique éclamptique, ou du moins
à ne l'employer qu'avec prudence.

Pour éviter l'emploi du chlorure de sodium tout en conservant
l'action diurétique de l'eau en injection sous-cutanée, Sidney et
Jacobson ont utilisé l'injection d'eau sucrée. Celle-ci a été conseillée
par Hammerschlag pour obtenir un abaissement de concentration du

sang; le sucre, dont le poids moléculaire est assez élevé par rapport au sel, permettrait de remplir cette indication. Sidney et Jacobson s'en sont servis avec succès dans deux cas en y ajoutant l'absorption d'eau sucrée par la bouche et l'emploi du veratrum viride. Ils ont observé le rétablissement rapide d'une diurèse abondante et de la diaphorèse. Ces faits sont trop peu nombreux pour juger cette méthode.

Il semble résulter de ces critiques que l'absorption des liquides par voie sous-cutanée n'est pas sans danger pour le rein. Pour faire absorber de l'eau et diluer la masse sanguine, mieux vaut s'adresser aux voies digestives, estomac ou gros intestin. Bar fait ingérer toutes les heures 100 à 150 grammes d'eau pure. L'absorption par le tube digestif a moins d'inconvénients, parce que l'organisme ne retient que la dose qui lui est nécessaire pour les échanges physiologiques. D'après Le Play, l'introduction dans l'intestin de solutions chlorurées hypertoniques amène de la congestion de la muqueuse digestive avec afflux de liquide aux dépens du sérum sanguin jusqu'à production de l'isotonie ; le résultat est donc un abaissement de pression sanguine avec élimination de produits toxiques. Ces données tendent à nous amener à substituer aux injections salines sous-cutanées, l'administration d'eau pure ou lactosée par voie gastrique, ou l'usage des grands lavements salés hypertoniques. C'est là un point encore à l'étude.

Nous ne citerons que pour mémoire une observation de Lange qui a pratiqué une fois la transfusion du sang chez une éclamptique avec succès. Elle n'offre, pour le moment du moins, qu'un intérêt de curiosité.

La *saignée* appliquée au traitement de l'éclampsie a subi déjà bien des vicissitudes. Florissante au temps de Paul Dubois, de Depaul, elle tomba ensuite dans l'oubli jusqu'au jour où Peter la remit en honneur. Tarnier l'employait systématiquement, tout en reconnaissant qu'employée seule elle ne donnait pas de très bons résultats. Aussi en 1896 tout en la conservant dans sa thérapeutique, il y ajoutait l'emploi du purgatif drastique, dû chloroforme et du chloral ainsi que du régime lacté. Porak l'a employée de 1882 à 1891 concurremment avec le chloroforme et le chloral avec des résultats médiocres (mortalité de 28 p. 100). Après l'avoir abandonnée pendant six ans, il en a repris l'usage en le combinant à l'hypodermoclyse et aux larges lavages intestinaux avec des résultats bien supérieurs puisqu'il eut seulement 6, 38 p. 100 de mortalité sur 47 cas. Il conseillait d'ailleurs une saignée abondante de 500 à 800 grammes et dont l'importance pouvait varier suivant la perte sanguine de la délivrance. Cependant d'autres accoucheurs, tout en admettant sa valeur, la pratiquaient seulement d'après

certaines indications. Charpentier chez les femmes fortes et vigou-
reuses, Budin lorsqu'il existait de l'hyperthermie. Fochier la considérait comme un moyen d'attente suspendant les accès pendant
quelques heures et permettant ainsi de gagner du temps. Jusqu'en
1908 la saignée, qu'on faisait habituellement modérée, c'est-à-dire
au-dessous de 500 grammes, était considérée comme un adjuvant
utile du traitement mais non comme le moyen thérapeutique fondamental. Macé et Chirié (1908) ont fait de la saignée *massive* le traitement héroïque de l'éclampsie et montré qu'elle peut donner à elle
seule d'excellents résultats. Partant de cette idée pathogénique que
l'éclampsie est une intoxication tenant sous sa dépendance les deux
éléments primordiaux qui déterminent la crise convulsive, l'hypertension artérielle (voir p. 19) et la fermeture du rein, ils ont montré
que la saignée, *à la condition d'être profuse*, c'est-à-dire d'atteindre
1.000 à 1.500 grammes réalise trois indications fondamentales :

Elle soustrait à l'organisme une grande quantité de poisons.

Elle abaisse d'une façon efficace la tension artérielle.

Elle ouvre le rein et rétablit la diurèse.

De 1905 à 1907, ils ont traité par la saignée massive 27 éclamptiques
avec trois morts, soit (en éliminant deux femmes mortes quelques
instants après leur entrée dans le service) une mortalité de 4 p. 100.
Et ils concluent que la saignée massive apparaît comme le traitement
d'urgence à appliquer aux accès éclamptiques. Dans leurs observations, les accès cessent complètement après la saignée abondante
(1.200 à 1.500 grammes), mais se répétant quelquefois lorsque la
spoliation sanguine est inférieure à 1.000 grammes ; ces nouveaux
accès seraient la conséquence de la résorption rapide et massive des
œdèmes et des poisons fixés dans les tissus ainsi que de la réascension
de la tension vasculaire. Une deuxième saignée de 5 à 600 grammes,
suffit à les enrayer. L'amélioration de l'état général est rapide, et le
plus souvent, au bout de quelques heures, la malade peut parler et
répondre aux questions qu'on lui pose. En même temps et très rapidement la diurèse se rétablit ; les urines rares et foncées s'éclaircissent
et augmentent d'abondance jusqu'à atteindre 2 et 3 litres les jours
suivants.

Ces résultats ne sont pas atteints avec les saignées faibles, même
répétées, parce qu'elles ne font pas tomber assez brusquement la
pression vasculaire. Sans doute la saignée massive crée immédiatement un état d'anémie considérable et le taux des globules rouges
dans le sang dilué peut tomber au-dessous de 2 millions ; mais cette
anémie est passagère et très rapidement se fait la régénération
sanguine. Toutes leurs malades sont sorties dans les mêmes conditions que les autres accouchées et sans avoir souffert de ces sous-

tractions sanguines considérables. Quant à l'objection que ces malades saignées sont plus sensibles à l'infection, Macé et Chirié la considèrent comme non démontrée. Quatre de leurs malades ayant eu des suites de couches fébriles guérirent aisément sans complications. Enfin l'énorme chute de la pression vasculaire après la saignée profuse mettrait la malade à l'abri des hémorragies cérébrales ou viscérales qui sont une si redoutable conséquence des convulsions éclamptiques. Carbonnel dans sa thèse confirme leurs conclusions (39 cas : mortalité : 2,7 p. 100 ; fœtale, 36,5 p. 100). Potocki a utilisé la saignée massive dans 12 cas (10 d'éclampsie confirmée et 2 d'éclampsisme) avec deux morts et Bouffe de Saint-Blaise dans 14 (9 d'éclampsie et 5 à la phase prémonitoire.) En réunissant ces cas à ceux de Macé et Chirié, on a un total de 53 faits avec une mortalité globale de 13 p. 100 et expurgée de 9,43 p. 100 qu'on peut considérer comme favorable.

La méthode préconisée par Macé et Chirié est employée par eux à l'état pur, c'est-à-dire à l'exclusion de toute autre médication, même et surtout des injections d'eau salée, car celles-ci ont pour effet de remonter la pression vasculaire.

En Allemagne, la saignée joue également un rôle prépondérant dans le traitement de l'éclampsie. Elle est conseillée par Olshausen, Cykowski, Bumm, mais modérée et de préférence combinée à l'hypodermoclyse. Seul Uthmöller conseille la saignée massive (übergrosser Aderlass) de 900 à 1.250 grammes sans injection d'eau salée. Mais, d'après Walther, si la saignée est fortement conseillée par Menge, Kehrer, Zweifel, elle ne doit être faite que sous certaines indications, pouls fort et tendu, cyanose commençante, œdème pulmonaire menaçant ; on doit y renoncer si le pouls est petit, fréquent, ou après de fortes hémorragies utérines. Pour Osterloh, Olshausen, des doses de 200 à 600 grammes seraient suffisantes.

On peut donc dire en conclusion que la saignée reste dans la thérapeutique de l'éclampsie comme un moyen de haute valeur, soit comme procédé pur ainsi que le conseille Macé et Chirié, soit associée à d'autres méthodes. On ne peut actuellement porter un jugement définitif sur sa valeur absolue : il semble en tout cas qu'il ne faut pas avoir peur des saignées copieuses. Comme pour d'autres méthodes thérapeutiques, les insuccès sont souvent la conséquence d'une timidité excessive dans leur application. C'est en tout cas le moyen le plus efficace d'abaisser rapidement et fortement l'excès de pression vasculaire.

Depuis quelques années, *la ponction lombaire* est entrée dans la thérapeutique de l'éclampsie (voir page 25). L'idée première en est due à Helme qui pensait qu'à l'hypertension artérielle devait corres-

pondre une hypertension du liquide céphalo-rachidien, et que les
accidents convulsifs étaient dus à celle-ci ; il était donc logique de
chercher à agir sur les convulsions en extrayant par la ponction
lombaire une certaine quantité de liquide céphalo-rachidien pour
abaisser la tension intraspinale. L'idée directrice de Helme n'a pas
été entièrement confirmée par les faits et les recherches ultérieures.
L'hypertension rachidienne est intimement liée non à l'hypertension
artérielle, mais à l'œdème cérébral (Vaquez). Krönig en 1904 constata
que la pression intrarachidienne dépassait de beaucoup la normale qui
est de 120 millimètres ; dans un cas elle atteignait 500 millimètres et
pendant un accès dépassa 600 millimètres. Pour ramener la pression
à la normale, il faut soustraire beaucoup de liquide ; dans un cas il
fallut 37 centimètres cubes, dans un autre 47 centimètres cubes. Les
trois malades de Krönig ont guéri, mais prudemment il n'en tire pas
de conclusion quant à la valeur thérapeutique de la ponction lombaire,
car chez elles on avait fait la césarienne vaginale. Pour Ballantyne,
la ponction lombaire peut être utile pour diminuer la fréquence des
crises et c'est là sa principale indication ; mais même si on obtient
une amélioration il ne faut pas négliger les autres moyens thérapeutiques. Henkel, d'après 16 cas observés chez Olshausen, a pu
constater comme l'avait déjà signalé Kamann que le liquide peut
manquer dans le canal rachidien ; 7 fois il trouva celui-ci vide, 5 fois
il ne put retirer que 2 à 3 centimètres cubes, et 4 fois la ponction
donna une grande quantité de liquide (30 centimètres cubes environ).
Ces 16 cas ont donné 4 morts, soit 25 p. 100 de mortalité, résultat
évidemment peu favorable. Thiès (1906) se base pour justifier l'usage
de la ponction lombaire sur la fréquence des accidents cérébraux de
l'éclampsie (Pollak a trouvé dans 59 p. 100 des cas de l'œdème
cérébral). Il a pratiqué la ponction lombaire dans 15 cas, mais jamais
comme moyen thérapeutique unique, et seulement après avoir mis en
œuvre d'autres traitements, saignée, injections sous-cutanées de
sérum. La tension intraspinale observée variait de 150 à 200 millimètres, pouvant monter pendant l'accès jusqu'à près de 400 millimètres ; la plus forte pression observée a été de 600 millimètres. Le
plus souvent le liquide était clair, renfermait très peu de leucocytes ;
dans un cas il était franchement sanglant. La mortalité fut de 7 cas
sur 15 ; et Thiès conclut qu'elle n'a pas donné de résultat heureux.
Si elle paraît diminuer la durée du coma, elle n'a pas d'action nette
sur le nombre et la réapparition des crises. C'est à cette même conclusion qu'étaient arrivés Henkel et Mirto qui ne croient pas à l'action
de la pression intraspinale comme déterminant des accès, car ceux-ci
continuent alors que la pression est redevenue normale ; celle-ci
remonte d'ailleurs très rapidement après la ponction.

La ponction lombaire a été encore utilisée par Bar, Maygrier, Audebert et Fournier. Bar a observé deux cas où le liquide retiré était franchement sanglant et il voit là un moyen de différencier le coma éclamptique vrai (liquide clair) du coma dû à une hémorrhagie cérébrale concomitante (liquide hémorrhagique) ; ces deux malades sont mortes. Maygrier a vu aussi un cas où le liquide était hémorrhagique et où cependant la malade guérit ; la ponction lombaire avec liquide sanglant ne comporterait donc pas nécessairement un pronostic fatal. Audebert et Fournier ont eu recours dans deux cas à la ponction lombaire et essayé de dégager son utilité et ses indications dans l'éclampsie. Ils ont réuni 46 observations avec 16 morts, soit 35 p. 100, mais ce chiffre ne peut permettre de juger exactement la valeur thérapeutique de ce procédé. Pour eux, la ponction lombaire agit non sur l'éclampsie elle-même mais sur les convulsions ; elle espacerait les accès en diminuant leur intensité. On ne peut la considérer comme un moyen de choix, mais comme un traitement symptomatique et à ce titre méritant non seulement d'être conservé, mais encore généralisé. Il s'adresse uniquement aux troubles cérébro-spinaux. En abaissant la tension du liquide céphalo-rachidien, il empêcherait la production des hémorrhagies bulbaires et méningées. Ils considèrent la ponction lombaire comme indiquée surtout dans le cas de crises multiples et subintrantes, de coma persistant avec oligurie ou anurie. On ne saurait la conseiller comme moyen exclusif mais seulement concurremment avec les autres moyens thérapeutiques.

On a tenté de combiner à la ponction lombaire la narcose rachidienne (Seitz, Kosinsky), mais ces tentatives ne semblent pas avoir donné grand succès.

Il résulte de ces travaux qu'il est prématuré de poser des conclusions précises quant à la valeur thérapeutique de la ponction lombaire. Sa valeur pronostique est moins contestable. Les observations de Henkel montrent que la présence d'un liquide abondant sous forte pression comporte un pronostic grave (4 cas, 4 morts), alors que lorsque le canal rachidien est vide le pronostic est plus favorable (7 cas, 1 mort). La présence d'un liquide sanglant indique une hémorrhagie des centres nerveux et un pronostic à peu près toujours fatal (Bar). Quant à son influence sur les convulsions, nous venons de voir que, admise par les uns (Audebert et Fournier) elle est niée au contraire par les autres (Thiès) ; elle ne semble pas avoir d'influence sur la mortalité. Néanmoins ne fut-ce que comme moyen de diagnostic de l'œdème et des hémorrhagies cérébrales, elle mérite d'être généralisée dans la pratique.

Evacuer le tube digestif, le grand réservoir de toxines alimentaires

6

constitue une indication thérapeutique primordiale admise par tous. Elle est réalisée au moyen du lavage de l'estomac, des purgatifs et des grands lavages de l'intestin.

Le lavage de l'estomac est d'un usage peu répandu ; il mérite cependant d'entrer dans la pratique courante. Fochier a insisté sur ses avantages. Il permet de retirer de l'estomac une certaine quantité de toxines gastriques dont la résorption est à craindre ; il a en outre l'avantage de calmer l'excitabilité de l'estomac, d'empêcher les vomissements et de permettre ainsi l'administration par voie gastrique de l'eau, du lait, et des médicaments. Il est bon de le faire abondant, avec de l'eau alcalinisée avec du bicarbonate de soude. Si la malade est en état de crise, on le pratique sous anesthésie chloroformique légère.

Les purgatifs sous toutes les formes, particulièrement les drastiques (Tarnier, Fochier) sont d'un usage courant. Il n'y a donc pas lieu d'insister sur leur utilité. Une mention spéciale doit être réservée aux grands lavages de l'intestin. Porak a spécialement insisté sur leur emploi, au Congrès de Paris (1900), pour lutter contre l'absorption des toxines intestinales qui jouent certainement un grand rôle dans l'intoxication éclamptique. À l'aide d'une longue canule il fait une abondante irrigation sous faible pression de 30, 40 et même 50 litres d'eau tiède salée à 7 p. 1.000. Le lavage ramène des matières abondantes d'abord dures, mal digérées et habituellement horriblement fétides ; puis le liquide revient clair et plus tard coloré en jaune par la bile, enfin de nouveau clair. On cesse alors l'entéroclyse. Celle-ci est renouvelée au bout de vingt-quatre heures s'il y a lieu. Cette pratique des grands lavages intestinaux nous paraît avoir de grands avantages. Non seulement elle évacue de l'intestin les substances toxiques, mais elle détermine vraisemblablement une exsudation intestinale qui peut contribuer à la désintoxication du sang.

Comme nous l'avons déjà dit, les antiseptiques intestinaux ne sont guère employés dans la thérapeutique de l'éclampsie. Cependant, Fabre et Morel ont récemment cherché à diminuer la toxicité du contenu intestinal au moyen de la poudre de charbon qui possède un haut pouvoir absorbant et fixateur.

Nous dirons peu de choses de la diaphorèse dont on discute aujourd'hui les avantages. Quelques accoucheurs la rejettent dans la crainte d'un épaississement du sang (Zweifel, Engelmann et Stade). On cherche à l'obtenir aujourd'hui non plus par des moyens médicamenteux, mais par des moyens purement physiques ; soit les bains chauds prolongés à 38 ou 40°, soit par l'emmaillotement dans un drap humide recouvert d'une couverture de laine, ce dernier procédé pouvant être réalisé partout facilement. Elle tient dans la thérapeutique allemande une place plus importante que dans la pratique française.

Les petits soins à donner à la femme en état de mal éclamptique ne nous arrêteront pas ; ils sont bien connus et d'un emploi courant. Il est à peine besoin d'insister sur la nécessité de mettre la malade dans le calme le plus complet, où les excitations sensorielles ou sensitives sont réduites à leur minimum ; sur l'utilité aussi de certaines médications accessoires destinées à soutenir l'activité du cœur et des poumons. Certains auteurs ont conseillé dans ce but la digitale et ses dérivés ; il faut en tout cas être très prudent dans son administration, cette substance ayant une tendance particulière à s'accumuler dans l'organisme. L'oxygène et la respiration artificielle permettent de lutter contre l'asphyxie menaçante et l'arrêt respiratoire.

De cet exposé des moyens thérapeutiques médicaux destinés à lutter contre l'éclampsie, que pouvons-nous conclure ? Quelles notions générales peut-on en dégager ?

La première c'est que le traitement médical s'il s'est amélioré sur quelques points n'a cependant pas fait de grands et réels progrès ; nous en sommes toujours à la conception pathogénique de l'auto-intoxication, et si les recherches récentes semblent donner aux théories ovulaires une importance prédominante dans le développement de l'intoxication, le traitement médical n'a guère bénéficié de cette notion.

Il faut insister surtout sur la tendance de nombre d'accoucheurs à abandonner les traitements médicamenteux et à poursuivre la désintoxication de l'organisme par des moyens purement physiques. En France la médication chloralique qui fut à un moment si répandue perd chaque année quelques partisans ; le traitement par la morphine ou le veratrum viride n'a pu s'implanter chez nous. Dans les méthodes nouvelles proposées, la médication thyroïdienne ou parathyroïdienne n'a qu'un champ assez limité et ne semble convenir qu'à certains cas spéciaux. Quant à l'hirudine, on doit la considérer comme étant encore à la phase d'expérimentation et son emploi ne semble pas sans danger.

Seule la saignée semble dessiner une renaissance que les notions nouvelles sur le rôle de l'hypertension vasculaire dans l'évolution des accidents éclamptiques semble justifier. Les injections de sérum qui furent et sont encore pour beaucoup d'accoucheurs un procédé thérapeutique de haute valeur sont depuis quelque temps battues en brèche et leur destinée future reste encore indécise. Cette défaveur relative du traitement médical dans l'éclampsie semble correspondre à une évolution encore mal dessinée en France, mais qui s'est faite avec une extraordinaire rapidité en Allemagne dans le sens du traitement obstétrical.

Nous allons maintenant étudier celui-ci.

Traitement obstétrical.

La grossesse étant la condition même de l'éclosion de l'éclampsie, il est tout à fait logique de considérer l'évacuation de l'utérus comme un élément favorable de la guérison de la maladie. Mais si ce raisonnement est inattaquable dans sa formule générale, faut-il en conclure que toute éclampsie nécessite la terminaison immédiate de l'accouchement ? C'est ici qu'apparaissent les profondes divergences de vues des accoucheurs et le problème ne peut être discuté qu'en tenant compte des conditions dans lesquelles se présente l'intervention. D'où la nécessité de distinguer deux cas : ou la femme est en travail ou elle ne l'est pas.

Dans les éclampsies du travail lorsque les crises surviennent en pleine période d'expulsion ou que le col est à dilatation complète, il n'est pas un accoucheur qui hésiterait à terminer rapidement l'accouchement par l'extraction artificielle de l'enfant ; ce point est bien définitivement acquis.

Lorsque l'éclamptique est en plein travail et que le col a atteint un certain degré de dilatation, qu'il est complètement effacé et que le segment inférieur est mince et souple, condition de sa dilatabilité, qui hésiterait, si les convulsions se répètent, à terminer rapidement l'accouchement en complétant à la main la dilatation et en faisant l'extraction de l'enfant ?

Voilà donc deux cas qui ne sauraient actuellement prêter à discussion et où la ligne de conduite est bien franchement établie.

Mais le problème est tout autre lorsque la femme est au début du travail avec un col à peine effacé, un segment inférieur encore épais et rigide, signe manifeste de sa non-dilatabilité. Ici la condition d'une extraction simple, facile et sans dégâts, n'existe plus et l'évacuation utérine rapide ne pourrait être obtenue qu'au prix de l'accouchement forcé.

Ce terme ancien « d'accouchement forcé » avait autrefois une signification simple et précise. C'était l'action de dilater *de force* le col avec la main et d'extraire le fœtus. Nos connaissances actuelles sur le rôle du segment inférieur et la physiologie de la dilatation, sur les dangers de l'ouverture artificielle brutale du col ne nous permettent plus d'accepter ni le mot ni la chose. Ou un col est dilatable ou il ne l'est pas, et dans ce dernier cas son ouverture ne pourra être obtenue que par sa déchirure ou par sa section. Ainsi l'accouchement forcé a disparu, nous l'espérons du moins, de la pratique des accoucheurs français, et à lui s'est substitué l'accouchement accéléré ou méthodiquement rapide. A l'étranger il a persisté sous deux formes : la dilatation artificielle instrumentale et l'ouverture chirurgicale du col représentée par la césarienne vaginale.

Au point de vue pratique, les procédés d'évacuation utérine dans l'éclampsie se réduisent à cinq principaux. L'accouchement accéléré au moyen des ballons et de l'écarteur Tarnier, l'accouchement méthodiquement rapide par la dilatation manuelle de Bonnaire, la dilatation artificielle avec l'instrument de Bossi, la césarienne vaginale de Dührssen, et enfin la césarienne abdominale. Nous allons passer en revue leurs avantages et leurs indications.

Les avantages de la *métreuryse* sont aujourd'hui universellement reconnus, mais quelle est sa valeur dans l'éclampsie ? Nous n'avons pour la juger que des statistiques peu nombreuses. Le reproche théorique principal qu'on peut lui faire c'est d'agir relativement lentement, précisément dans un cas où il y a un intérêt majeur à aller vite. Sans doute son action peut être rendue plus rapide par des tractions exercées sur le ballon (métreuryse forcée), mais encore doivent-elles être prudentes pour éviter des déchirures. Il ne faut d'ailleurs pas exagérer cette lenteur et, chez les multipares surtout, le ballon permet souvent d'obtenir une dilatation assez rapide. Von Bardeleben a vu que, lorsque le col est effacé, la dilatation jusqu'à 10 centimètres peut être obtenue en trente minutes et, lorsque le col est encore long, en un temps qui peut varier de dix minutes à une heure et demie. Veit estime que la métreuryse offre de grands avantages lorsqu'on peut disposer d'une heure ou deux. Byers la conseillait autrefois à l'exclusion de tout autre moyen ; Dührssen avant d'avoir imaginé la césarienne vaginale l'employait pour provoquer l'effacement du col et la formation du segment inférieur avant de pratiquer ses incisions profondes ; il l'utilise aujourd'hui encore, non plus comme agent de dilatation, mais pour abaisser le col dans son nouveau procédé de métreurységo-hystérotomie. Bar, dans sa pratique, l'utilise de moins en moins.

Il n'est pas douteux que de tous les procédés servant à ouvrir l'utérus, c'est un des moins rapides ; c'est là son infériorité. Dans les cas où le col n'est pas effacé, il présente le maximum d'avantages (Léopold). Il convient surtout aux cas d'éclampsie à allure modérée, où l'évacuation utérine ne s'impose pas d'une façon urgente. Burger, Hannes, Schœffer en 1904 se sont déclarés partisans de la métreuryse et ont insisté sur les avantages de son mode d'action physiologique. Pfannenstiel est très favorable à son emploi. Daels a réuni 45 cas de la pratique de Bumm avec une mortalité globale de 19 p. 100, avec 17 p. 100 pour la métreuryse simple et 21 p. 100 pour la métreuryse forcée.

La *dilatation artificielle manuelle*, de préférence par la méthode

de Bonnaire, constitue aujourd'hui un des procédés de choix des
accoucheurs français. Elle a été préconisée ces dernières années dans
l'éclampsie par Dubrisay et dans les thèses de Schmitt, Maury, De
Félice. Rappelons que son avantage capital est de permettre à chaque
moment de se rendre compte des résistances éprouvées et de ne pas
aller au delà de l'effort nécessaire pour dilater sans risquer de
déchirer. Mais la dilatation manuelle pour être rapidement réalisée
nécessite du côté du col des conditions de dilatabilité déjà bien dessinées ; elle échoue contre les cols non effacés, contre les segments
inférieurs mal formés ou rigides ; elle donne au contraire de rapides
et brillants résultats lorsque le col est effacé, le segment inférieur
bien formé. Schmitt (1900) a réuni dans sa thèse 28 observations avec
4 morts, soit une mortalité maternelle de 14,28 p. 100. Montucro
sur 13 cas a noté 3 morts maternelles, soit 21,07 p. 100 et 41,97
p. 100 de morts fœtales.

La dilatation instrumentale comprend deux procédés : l'écarteur
Tarnier et le dilatateur de Bossi. Nous avons peu de renseignements
sur l'emploi du premier dans l'éclampsie, où il n'a pas été employé
de façon systématique. C'est moins un dilatateur qu'un excitateur des
contractions utérines. Sa lenteur relative est son seul défaut. Manié
avec prudence, il ne fait pas courir de risques de déchirures comme
le Bossi. Heinricius et von Herff l'ont recommandé dans les cas
d'urgence relative. Il présente de grands avantages lorsque la fixation
forte de la tête au détroit supérieur empêche l'application du ballon.

La *dilatation à la Bossi* représente, à l'heure actuelle, le type de
la dilatation instrumentale du col. On connaît le zèle, on peut dire
l'enthousiasme que son inventeur a mis à la propager. Instrument
de dilatation très rapide, il était naturel de l'employer dans l'éclampsie.
Ses avantages sont, d'après Bossi, qu'il est d'un effet certain, même
chez les primipares dont le col n'est pas effacé ; il est rapide, puisqu'il dilate le col en trente minutes environ ; il est facilement stérili-
sable ; c'est enfin un instrument d'un maniement simple, facile, à la
portée de tout médecin praticien. Les expériences des accoucheurs,
et elles sont nombreuses, n'ont point confirmé les vues optimistes de
Bossi, et ses partisans de la première heure paraissent avoir modifié
leur opinion. Léopold, en 1902, à la suite de 12 cas heureux, lui
avait décerné des éloges, mais en insistant sur les dangers de l'intervention lorsque le col n'est pas effacé ; aussi ne s'en sert-il que dans
des cas urgents et rares. Bar ne l'emploie qu'exceptionnellement.
Dans les cas de col long, rigide ou cicatriciel, chez les primipares
âgées, il fait courir de grands risques de déchirures, qui vont en
croissant avec le degré de dilatation obtenue. En somme, le Bossi
n'est sans danger que lorsque le col est cliniquement dilatable ; hors

ce cas, c'est un divulseur qui ne peut ouvrir le col qu'en le faisant éclater. Non seulement le danger existe pendant la dilatation, mais aussi pendant l'extraction fœtale qui doit suivre immédiatement l'application du dilatateur, la rétraction du col se faisant parfois avec une extrême rapidité une fois l'instrument enlevé. Il faut ajouter aux risques de déchirures la production de plaies contuses parfois très profondes qui aggravent singulièrement le pronostic ultérieur, soit par leur infection, soit par la formation de tissu cicatriciel. Daels, sur 31 cas de Bossi pour éclampsie de la pratique de Bumm, a noté dans 45 p. 100 des cas de lésions cervicales. Dührssen a fait, de façon véhémente, le procès du dilatateur de Bossi.

Est-ce à dire que l'instrument doit être rejeté de façon systématique? Ce serait peut-être exagéré. Mais il ressort des faits que le Bossi ne doit être employé que dans certains cas, à savoir : lorsque le col utérin est mince et souple ou même, d'après Winter, lorsque la dilatation atteint au moins 5 marks. Ce sont précisément les cas où, en France, la dilatation manuelle de Bonnaire constitue le procédé de choix et donne des succès à peu près constants. Pour Krœnig, chez les primipares à col fermé, le Bossi doit être formellement rejeté.

Quels résultats a donné la dilatation à la Bossi dans l'éclampsie? Ici les statistiques sont nombreuses, mais elles ne permettent guère une réponse précise. Nous en mettons quelques-unes sous les yeux pour montrer leur extrême variabilité :

	Mère.	Fœtus.
Bossi	9,46 p. 100	26,4 p. 100
Pollak (21 cas)	14,28 —	38 —
Weyscher (62 cas)	25,8 —	25,8 —
Winter	36 —	37 —

Devant de tels écarts de chiffres, il est impossible de tirer la moindre conclusion.

La *césarienne vaginale* a succédé en 1895, dans la pratique de Dührssen, aux incisions profondes du col qu'il avait précédemment préconisées et que Charpentier en 1896 avait si vigoureusement combattues. Elle diffère de ces incisions en ce que la section de l'utérus est prolongée de propos délibéré, non seulement sur la partie sus-vaginale du col, mais encore sur le corps utérin, aussi haut qu'il est nécessaire pour obtenir une ouverture assez grande pour laisser passer le fœtus. Dès qu'il l'eut imaginé, Dührssen l'appliqua systématiquement aux cas où il est nécessaire de vider rapidement l'utérus, et naturellement à l'éclampsie qui constitue un des types de cette indication. Grâce à lui d'abord, puis à Bumm, qui s'en est fait

l'ardent défenseur, la césarienne vaginale a fait en Allemagne une
fortune rapide. Elle est devenue, pour nombre d'accoucheurs, le procédé de choix pour vider l'utérus, soit au début du travail lorsque le
col n'est pas dilatable, et mieux encore pendant la grossesse.

Sa technique primitive a subi quelques modifications, mais non
essentielles. Dührssen, au début, conseillait d'inciser le cul-de-sac
antérieur et, après décollement de la vessie, de fendre la paroi antérieure du col et du segment inférieur. En 1906, il combina à l'incision antérieure la section médiane de la lèvre postérieure du col.
Bumm, Olshausen limitent l'incision à la partie antérieure pour que
l'opération reste plus sûrement extrapéritonéale, et ne fendent la
postérieure qu'en cas de nécessité. Winter et Fehling ayant eu des
surprises désagréables du côté de l'enfant conseillent l'incision des
deux parois. Chez les primipares, une incision vagino-périnéale préalable rend l'opération plus facile. Dührssen conseillait de toujours tam-
ponner l'utérus après l'opération; Bumm a renoncé à cette pratique
systématique. Hammerschlag a vu un cas où les crises cessèrent
après l'ablation du tampon. Dührssen faisait également le décollement
manuel du placenta; Bumm, au contraire, attend son expulsion et
a pu ainsi réduire la proportion de délivrance artificielle à 7,8 p. 100.
Malgré cela, il a dû pratiquer dans 43,4 p. 100 des cas le tamponne-
ment après la délivrance; ainsi dut faire Hammerschlag dans près
de la moitié des cas.

Nous ne voulons pas apprécier ici la valeur de l'opération en elle-
même, mais seulement au point de vue spécial de l'éclampsie. Un
des reproches les plus graves qu'on lui fait, c'est de ne pas donner
toujours une ouverture suffisante de l'utérus, de sorte qu'au moment
de l'extraction de l'enfant les incisions se prolongent en déchirures
sur le corps utérin. D'après Bumm (Daels), cette extension des incisions serait très rare : sur 76 cas, il a noté trois fois une déchirure
latérale du col, une fois une légère déchirure à droite, et une fois
une extension minime de l'incision verticale. Le danger est bien réel
cependant, et c'est pour l'éviter que Dührssen a proposé la métreu-
ryséo-hystérotomie ou césarienne vaginale sur ballon gonflé dans
l'utérus. Les incisions utérines doivent être poussées jusqu'à la
sortie du ballon, celle-ci indiquant que l'ouverture est suffisante
pour le passage de l'enfant. Un autre danger est représenté par la
lésion de la vessie que Daels a noté dans 7 cas sur 76 de la pratique
de Bumm, soit 9,2 p. 100, avec deux fistules vésico-vaginales per-
sistantes, malgré la suture vésicale immédiate. Elle se produit soit
pendant le décollement de la vessie, soit pendant l'extraction de
l'enfant. L'hémorrhagie opératoire est un autre risque; elle serait
très faible lorsque l'incision est exactement médiane, importante

seulement lorsque l'incision se prolonge en déchirure. L'abondance de l'écoulement sanguin croît avec le volume de l'enfant.

La valeur de la césarienne vaginale dans le traitement de l'éclampsie n'est plus contestée en Allemagne à l'heure actuelle. On ne discute plus que sur les conditions et le moment de son application. Un point sur lequel tout le monde s'accorde, c'est que c'est une opération uniquement de clinique (Fritsch, Dœderlein, Osterloh, Gauss); elle ne doit pas être exécutée par le praticien, mais seulement par un spécialiste, chirurgien éprouvé et éduqué à la technique vaginale. D'autre part, elle est reconnue par le plus grand nombre comme le moyen de choix pour vider rapidement l'utérus lorsque le col est entier; pour Walther, elle ne constitue pas un accouchement forcé, mais une opération typique, claire et précise. Enfin elle aurait l'avantage de ménager le mieux la vie de l'enfant et de donner la plus faible mortalité fœtale.

Sur les conditions et le moment de son application, il existe encore des divergences notables.

Pour les uns (Dührssen, Bumm, Winter, Westphal), toute éclamptique dont le col est fermé est justiciable de la césarienne vaginale immédiate, quelle que soit l'allure clinique de la maladie. La terminaison la plus prompte possible de l'accouchement s'impose dans tous les cas.

Pour d'autres, avant d'opérer, on doit juger dans chaque cas si l'éclampsie ou l'opération comporte le plus de dangers (Olshausen, Pfannenstiel, Staude). Pour Hofmeier, l'indication est subordonnée à la gravité du cas.

La plupart des auteurs se sont appliqués à mettre en relief l'influence favorable de l'accouchement rapide par césarienne vaginale sur la marche de l'éclampsie, en comparant la mortalité obtenue avec celle de la période où le traitement expectant était appliqué. Bumm, en 1903, dit avoir ramené la mortalité, qui était auparavant de 30 p. 100, à 8 p. 100 et même 2 p. 100. Dœderlein, Seitz descendent de 28,6 p. 100 par le traitement expectant à 16,2 p. 100, même jusqu'à 6,5 p. 100 et 2,5 p. 100 (Baisch), lorsque l'opération est faite après le premier accès. Fritsch a observé un abaissement de mortalité de 26,6 p. 100 à 16,6 p. 100; Zweifel de 32,9 p. 100 à 15 p. 100. Dührssen, en réunissant 201 cas de césarienne vaginale pour éclampsie, a une mortalité de 13,9 p. 100. Winter, sur 30 cas, a une mortalité de 10 p. 100. Ce dernier s'attache à démontrer que la mortalité est d'autant plus faible que l'opération est faite à une date plus rapprochée du début des accidents. Sur 20 femmes opérées avant la 6ᵉ crise il n'y a pas eu de mort, alors que 12 femmes opérées après le 6ᵉ accès ont donné 4 morts, soit 25 p. 100. Liepman, sur 97 cas, a noté 11 morts, soit 13,9 p. 100. Fromme, sur 100 cas, en faisant systématiquement l'opération dès l'entrée dans le service, a eu 9 p. 100 de mortalité, et, dans 34 cas où il intervint après la 2ᵉ crise, 0 p. 100.

Les défenseurs de l'opération estiment que par elle-même elle a une gravité à peu près nulle, que Dührssen, Winter évaluent à environ 1 p. 100. Westphal a écrit « que la césarienne vaginale est, sous le couvert de l'antisepsie, une opération plus facile à pratiquer et moins dangereuse qu'une application de forceps élevé ou que la perforation à travers un col insuffisamment dilaté ».

Au milieu de ce concert de louanges éclatent cependant quelques notes discordantes. Krœmer, en 1904, montre, avec Pfannenstiel et Ahlfeld, que le traitement conservateur réussit aussi. Pfannenstiel, sur 35 cas de clientèle, n'a pas perdu une malade. Lui-même, en trois ans, n'a pas eu de décès. Ahlfeld, par le traitement expectant, a eu 12 p. 100 de mortalité. Mœhlman, sur 104 cas, a noté une mortalité de 15,4 p. 100. Esch, en 1906, réunissant les cas de la Clinique d'Olshausen, de 1900 à 1905 (période où la thérapie a été plus active que dans la période antérieure), a une mortalité globale de 21,4 p. 100, supérieure de 4,5 p. 100 à celle observée par Gœdecke dans le même service, de 1892 à 1899. Toutes les statistiques ne sont pas aussi favorables que celles que nous venons de citer; ainsi Hammerschlag (1904), sur 21 césariennes vaginales, a eu 9 morts, soit 42,5 p. 100.

Quelle est l'influence de l'opération sur la marche et la disparition des accès? A ce point de vue, la césarienne vaginale ne saurait être considérée comme héroïque. En nous basant sur les chiffres de Bumm rapportés par Daels, on voit que les accès persistèrent dans 31,1 p. 100 des cas, soit près d'un tiers, et que des femmes dont les accès s'arrêtèrent, un certain nombre succombèrent. Hammerschlag a vu les accès continuer dans 28,9 p. 100 des cas. Kermauuer cite une observation de Bumm où les convulsions persistèrent malgré une césarienne vaginale faite trois heures et demie après le premier accès.

Restent à examiner les résultats éloignés et l'avenir génital des femmes ayant subi l'opération pour éclampsie. Daels a noté dans quelques cas (7 sur 76) une déhiscence ultérieure des lèvres cervicales indiquant que la suture avait plus ou moins cédé. Les fonctions menstruelles ont été modifiées dans des sens très différents, certaines femmes notant la cessation définitive des douleurs des règles dont elles souffraient antérieurement.

Il serait intéressant de connaître l'avenir obstétrical des femmes ayant subi la césarienne vaginale. Or il est très difficile d'avoir sur ce point des renseignements précis. On ne peut admettre *a priori* que ces femmes n'aient rien à craindre pour les grossesses et accouchements ultérieurs. Sans doute il existe des faits où ce dernier fut simple et facile; mais ils sont actuellement trop peu nombreux pour qu'on puisse porter un jugement. Sans doute lorsque la réunion s'est faite de façon régulière la section utérine peut ne pas laisser de trace, mais dans quelle proportion? On l'ignore et il faut, pour le moment, renoncer à nous former une opinion.

Daels a cherché à résoudre la question en faisant une enquête auprès de 60 femmes ayant subi antérieurement la césarienne vaginale; 27 seulement donnèrent des renseignements : ces 27 femmes ont eu 8 grossesses, dont 7 se terminèrent par avortement spontané ou provoqué et la 8e accoucha prématurément à huit mois d'un enfant mort; pas un accouchement d'enfant vivant et à terme.

La *césarienne abdominale* a été proposée par Halbertsma comme moyen d'évacuation rapide de l'utérus dans l'éclampsie lorsque le col est fermé. Intervention logique, mais grave, elle ne semble pas jusqu'ici avoir donné de brillants résultats. Everke, en 1900, en réunit 41 cas avec 21 guérisons, soit une mortalité de 51 p. 100, « proportion, dit-il, remarquable, car elle n'a guère été tentée que dans les cas où l'intervention immédiate était indiquée par la gravité des accidents ». Sippel, en 1902, à propos d'un cas personnel heureux, rappelle la statistique d'Hillman (40 cas avec 24 morts de mère, soit 60 p. 100, et 17 morts d'enfants, soit 42,5 p. 100), statistique qui s'est améliorée depuis par les cas heureux de Olshausen, Martin, Treub, Everke, etc.). Croom, en 1905, réunit 54 cas dans la littérature avec une mortalité de 50 p. 100 qu'il attribue à l'état désespéré des malades et non à l'opération.

Il faut pourtant reconnaître que ces résultats sont déplorables et cela n'a pas lieu de nous surprendre. Comment un organisme profondément intoxiqué supporterait-il aisément une opération à shok comme la césarienne abdominale? Elle est incontestablement plus grave que la césarienne vaginale et, pour Dührssen, 5 à 6 fois plus. Elle ne peut être acceptée de préférence à la vaginale que dans certains cas particuliers, rétrécissement du bassin concomitant (Dœderlein, Kermarski), œdème très développé de la vulve et du vagin rendant la voie vaginale impossible (Rotter) ou dans le cas rare d'enfant encore vivant chez une femme moribonde.

Contentons-nous de signaler que Hammerschlag a pratiqué dans un cas la césarienne suprasymphysaire dans un cas d'œdème très prononcé de la vulve.

Nous venons d'exposer les divers procédés utilisés dans l'éclampsie pour évacuer l'utérus. Abordons le problème plus ardu et plus controversé de leurs indications.

La première question qui se pose et qui actuellement encore divise si profondément les accoucheurs est celle-ci :

Le seul fait de l'éclosion de l'éclampsie commande-t-il l'évacuation immédiate de l'utérus ?

Nous connaissons la réponse affirmative absolue d'une partie de l'école allemande pour laquelle les convulsions éclamptiques, même la première, constitue l'indication formelle de l'accouchement immédiat rapide. Voyons son argumentation et cherchons à apprécier sa solidité.

1° *L'éclampsie est une intoxication qui a sa source dans l'œuf, les poisons venant du fœtus et surtout du placenta; il faut donc extraire l'œuf pour tarir la source du poison.* Mais il n'est pas douteux que la théorie *uniquement* placentaire est une erreur, comme le montrent les faits d'éclampsies survenant dans le post-partum, parfois à longue distance après l'accouchement. D'autre part, l'expulsion de l'œuf ne fait cesser les convulsions que dans un certain nombre de cas, variables suivant les statistiques, mais qui oscillent entre environ 50 p. 100 (Esch) et 70 p. 100 (Bumm), ce qui démontre que la suppression de la grossesse ne supprime pas l'éclampsie. Esch reconnaît que l'accouchement rapide n'est pas une panacée.

Lichtenstein, dans un mémoire tout récent basé sur 400 observations d'éclampsie de la Clinique de Leipzig, montre que l'accouchement précoce amène la cessation des accès seulement dans un tiers des cas et non dans 80 ou 90 p. 100 des cas, comme dans les vieilles statistiques, ce qui n'est pas en faveur des théories ovulaires. D'après ces chiffres, l'accouchement précoce avant la 3e crise (Frühentbindung) donne 28,4 p. 100 de cessation immédiate des accès et l'accouchement rapide après la 2° crise (Schnellentbindung) 45,78 p. 100.

L'œuf n'est qu'une des sources du poison et l'on ne peut que faire des suppositions sur la part proportionnelle qu'il prend à l'intoxication à côté d'autres organes, tels que le tube digestif et ses annexes, ou, d'après la conception nouvelle de Sellheim, les glandes mammaires.

En somme, il y a dans l'éclampsie intoxication à deux degrés (voir p. 18) : intoxication primaire d'origine vraisemblablement multiple (œuf, intestin, mamelle); intoxication secondaire avec nombreux phénomènes (hypertension, etc.) qui ne cessent pas lorsque la primaire a disparu. Un traitement dirigé contre la cause de l'intoxication primaire peut donc laisser subsister complètement ou partiellement les phénomènes secondaires.

L'évacuation utérine ne supprime qu'une des causes d'empoisonnement. Qu'elle soit désirable, nul ne le conteste; mais ce qui est moins acceptable, c'est qu'on veuille l'obtenir à tout prix.

2° *Plus l'évacuation utérine est faite de façon précoce, meilleurs sont les résultats.* C'est ce que veut démontrer la statistique suivante de Winter :

a) 8 cas qui ne furent pas opérés (traitement expectant pur, accouchement spontané), mortalité : 40 p. 100.

b) 19 cas où on attendit jusqu'à dilatation complète du col, mortalité : 30 p. 100.

c) 32 cas avec accouchement accéléré (incisions, métreuryse, version combinée), mortalité : 25 p. 100.

d) 34 cas de césarienne vaginale, mortalité : 9 p. 100.

e) 22 cas de césarienne vaginale immédiatement après le début de l'éclampsie, mortalité : 0 p. 100.

f) Cas de dilatation à la Bossi : 36 p. 100.

Cette statistique, bien qu'impressionnante, ne nous a pas convaincu, parce que les éléments n'en sont point comparables et les séries trop inégales. Dans la première (traitement expectant pur), nous ne trouvons que 8 cas, à peine un quart des cas de césarienne vaginale. Or, pour le même ordre de faits, Bumm, sur 19 cas, a seulement 15 p. 100 de mortalité et non 40 p. 100. Ces chiffres sembleraient démontrer en outre que l'accouchement accéléré n'a pas d'influence sensible sur la mortalité (25 p. 100, chiffre moyen de la mortalité chez les éclamptiques); or, Schmitt note pour la dilatation manuelle (14,28 p. 100) et Daels pour le ballon (19 p. 100). La statistique suivante de Seitz, si elle donne la même progression que celle de Winter, nous offre un pourcentage bien inférieur.

Thérapeutique dite expectative	28	p. 100
Délivrance rapide	17	—
Délivrance immédiate	6,5	—

Winter donne pour le Bossi une mortalité de 36 p. 100 qui le mettrait, bien qu'étant une méthode d'accouchement rapide, presque sur le même pied que la méthode expectante pure dans ses plus mauvais résultats. Or, avec Bossi, les chiffres se renversent, comme le montre la statistique suivante de Montucro :

Dilatation instrumentale à la Bossi	9,45	p. 100
Césarienne vaginale	27,7	—

Quant à la mortalité nulle observée par Winter dans les cas opérés dès les premiers accès, elle démontre seulement que l'éclampsie est d'autant plus grave que le traitement est institué plus tardivement, mais elle ne prouve pas qu'un traitement médical énergique *appliqué au même moment* n'aurait pu juguler les accès.

Les chiffres de Lichtenstein s'écartent de beaucoup de ceux de Winter. En effet, l'accouchement précoce avant la 3° crise (Fruhentbindung) donne 16,67 p. 100 de mortalité, et l'accouchement rapide après la 3° crise (Schnellentbindung) une mortalité de 18,1 p. 100, soit à peine 1 1/2 p. 100 de différence en faveur de ce dernier.

3° *L'accouchement rapide immédiat donne la plus faible mortalité fœtale et permet d'avoir plus d'enfants vivants.*

En bonne logique, il devrait en être ainsi; mais encore faut-il pour juger la valeur de l'argument se baser sur l'époque de la grossesse où est pratiquée l'opération. Or, 1° les enfants d'éclamptiques sont souvent des prématurés; 2° ils viennent au monde dans un état d'intoxication qui rend leur état encore plus précaire. On connaît bien aujourd'hui, d'après les travaux de Bar, la fréquence des lésions viscérales (hépatiques et rénales) chez les fœtus nés de mère éclamptique, et les observations d'accès convulsifs chez des enfants nés vivants pendant le cours de l'éclampsie ne sont pas absolument rares. Nul ne peut contester la forte mortalité secondaire de ces enfants. Sans doute, l'intervention précoce augmente leurs chances de survie en les soustrayant au milieu toxique, mais dans quelle proportion survivent-ils? C'est ce que trop de statistiques ne nous disent pas et ce qu'il est capital de savoir pour juger le gain réel donné par l'accouchement immédiat. Ces chiffres sont-ils supérieurs à ceux donnés par la méthode dite expectative? Au premier abord, oui, si l'on ne tient compte que des enfants vivants au moment de la naissance. La réponse est plus douteuse si on retranche les enfants morts dans les jours suivants. Si nous prenons, en effet, la statistique de Bumm (Daels), 76 cas, 57 enfants sont venus au monde vivants et viables, et 36 ont quitté la station en bonne santé; de ces enfants nés viables, il est donc mort secondairement une proportion de 36 p. 100, c'est-à-dire plus d'un tiers, et si on raisonne sur la totalité des cas, le gain définitif d'existences humaines est de 36 sur 76, soit 47,5 p. 100. C'est à peu près le chiffre que nous avons obtenu nous-mêmes par le traitement dit expectant (44 p. 100). D'autre part, si on se rapporte à cette même statistique (voir p. 96), on observe que les plus gros chiffres de mortalité fœtale sont fournis par les méthodes d'accouchement rapide (Bossi, césarienne). Alors que l'accouchement spontané ou simplement accéléré donne une mortalité de 15,2 p. 100, l'accouchement par Bossi et césarienne vaginale nous offre 27,6 p. 100 de moyenne, avec 36,8 p. 100 pour cette dernière.

Rappelons que le traitement de Stroganoff a donné, entre les mains de son auteur, une mortalité fœtale de 23,8 p. 100 et dans celles de Roth 23 survies sur 28, soit une mortalité d'environ 18 p. 100. Le gain réel en vies humaines obtenu par l'accouchement immédiat n'est donc pas encore actuellement démontré.

4° *Les statistiques démontrent, de façon certaine, l'abaissement de la mortalité maternelle par l'accouchement immédiat.* — Si on ne peut se passer des statistiques comme moyen d'appréciation, il serait dangereux de leur accorder une confiance absolue. En ce qui concerne l'éclampsie plus de prudence encore est nécessaire. Ce qu'écrivait Mangiagalli en 1896 est resté vrai. « C'est que les résultats de beaucoup de statistiques sont discutables, ou parce que beaucoup de celles-ci sont *rédigées avec l'idée préconçue de faire triompher le principe théorique qui nous a guidé dans la thérapie, ou de combattre un principe différent*, ce qui nous conduit ensuite à de subtiles sélections et à des éliminations pas toujours correctes de cas mortels, ou parce qu'elles sont trop peu nombreuses, ou, parce qu'étant nombreuses, elles se rapportent à des observateurs et à des temps différents. »

Or, c'est précisément ce que nous observons dans les statistiques précédentes. Sans doute, il en est de particulièrement brillantes, telle que celle de Ferri qui, sur 82 cas traités par l'accouchement rapide, a une mortalité de 7 p. 100; mais ce sont là des chiffres exceptionnels déjà obtenus d'ailleurs par Stroganoff sur un plus grand nombre de cas par le traitement expectant et l'accouchement simplement accéléré. Au premier abord, l'accouchement immédiat semble avoir fait baisser de moitié la mortalité, mais nous ne savons pas si les statistiques anciennes ont été établies sur les mêmes bases que les nouvelles, ni si, comme les nouvelles, elles ont été expurgées de certains cas défavorables. Il en résulte que les séries de faits ne sont pas comparables, les unes étant globales, les autres expurgées. Le doute est encore plus grand lorsque, pour établir la valeur de l'intervention très active, on réunit plusieurs statistiques d'auteurs différents. Montucro, recherchant la mortalité de l'accouchement forcé, réunit 11 statistiques qui lui donnent une moyenne de 14,82 p. 100; mais lorsqu'on examine les statistiques élémentaires, on voit qu'elles varient entre 4,5 p. 100 (Rosthorn) et 34 p. 100 (Bretschneider), ce dernier chiffre se rapprochant des plus mauvais du traitement expectant. Comment juger une méthode thérapeutique qui, entre les mains d'observateurs différents, donne de tels écarts dans les résultats? Pour montrer les variations des statistiques suivant les auteurs soutenant la thèse de l'accouchement immédiat, nous mettons sous les yeux les chiffres extraits du travail de Daels (1910), d'après 336 cas du service de Bumm.

			Mère.	Fœtus.
Eclampsies post-partum .	75 cas.	9 morts.	12 p. 100	16 p. 100
Accouchement spontané .	19 —	3 —	15 —	6,6 —
Forceps au détroit infé-rieur.	17 —	3 —	17 —	6,6 —
Forceps sans dilatation .	33 —	4 —	12 —	4,3 —
Métreuryse	42 —	8 —	19 —	25 —
Version extraction . . .	21 —	1 —	4 —	25 .—
Dilatation artificielle à la Bossi	31 —	5 —	16 —	25 —
Incisions cervicales . . .	6 —	0 —	0 —	20 —
Césarienne vaginale. . .	76 —	9 —	9 —	36 —

Cette statistique offre l'immense avantage d'avoir été établie pour toutes les séries de faits, au même moment, par le même auteur, et suivant les mêmes règles; les chiffres en sont donc comparables.

On voit par ces chiffres que nous sommes déjà loin des 25 ou 30 p. 100 de mortalité du traitement expectant ou de l'accouchement accéléré. Sans doute, dans ce tableau, la césarienne vaginale conserve une légère avance; mais si nous groupons les faits en deux séries : 1° accouchement spontané ou méthodiquement accéléré; 2° accouchement rapide immédiat par Bossi, incisions cervicales, césarienne vaginale, nous obtenons le tableau suivant :

     1re série. . . . . . . 132 cas. 19 morts. 14,39 p. 100
     2e série . . . . 113 — 14 — 12,39 —

L'accouchement rapide immédiat n'a plus en sa faveur que le chiffre minime de 2 p. 100, tout à fait insuffisant pour entraîner la conviction dans le sens·de sa supériorité. Sans doute Daels, par des expurgations successives, parvient à ramener la mortalité maternelle de la césarienne vaginale à 5 p. 100, mais ces chiffres ne sont pas acceptables dans la discussion, car ces expurgations rendent impossible la comparaison avec les statistiques faites dans un autre esprit. Sur ce même tableau, nous voyons que la mortalité fœtale pour l'accouchement rapide immédiat est très supérieure à celle de la méthode expectante ou accélératrice. En faisant la moyenne de chaque série on obtient le tableau suivant :

     Accouchement spontané ou accéléré. . . . . 15,2 p. 100
     Accouchement rapide immédiat . . . . . . 27,6 —

La plus forte mortalité revient sans conteste à la césarienne vaginale.

Les statistiques expurgées démontrent simplement que lorsqu'on choisit les cas et qu'on se place dans des conditions déterminées à l'avance, l'accouchement immédiat peut donner de bons résultats;

mais ce n'est point ainsi que les choses se passent dans la pratique hospitalière. Elles ne prouvent pas que d'autres méthodes de traitement dans les *mêmes conditions choisies* ne donneraient pas des résultats équivalents. Pour toutes ces raisons, nous croyons que la supériorité de l'accouchement rapide immédiat ne saurait être admise sans conteste, et que ses résultats n'entraînent nullement la conviction.

Les conclusions de Lichtenstein (1911) sont conformes aux nôtres et il conclut par la négative à la question de la nécessité d'une thérapie de plus en plus active de l'éclampsie. Pour lui, l'action du traitement opératoire tient non pas à l'évacuation utérine et à l'ablation de l'œuf, mais à la quantité de sang perdu. Il s'attache à démontrer que l'opération amène une spoliation sanguine qui, dans 40 p. 100 des cas, dépasse 500 centimètres cubes, et 52 p. 100 400 centimètres cubes; elle agirait donc surtout par la saignée qu'elle produit et par l'abaissement de la pression vasculaire qui·en est la conséquence.

Est-ce à dire qu'on doit rejeter absolument l'accouchement rapide de la thérapeutique de l'éclampsie? Cela est loin de notre pensée. Ce que nous ne pouvons accepter, c'est la formule « le seul fait de la crise éclamptique commande l'évacuation immédiate de l'utérus ». Nous estimons au contraire qu'on doit s'en tenir aux sages conseils de Hofmeier, « qu'il faut s'en référer constamment à la gravité du cas et à l'état actuel du travail ». Pour nous, c'est seulement la marche clinique de l'éclampsie, l'aggravation des symptômes ou la persistance des symptômes graves, *malgré un traitement médical énergique,* qui doit nous conduire à faire l'accouchement rapide.

Ayant rejeté celui-ci, nous allons essayer de formuler notre conception du traitement obstétrical de l'éclampsie en l'envisageant successivement pendant le travail et au cours de la grossesse.

I. — Éclampsie pendant le travail.

L'accoucheur pénétré des avantages de la terminaison de l'accouchement doit d'abord s'assurer des conditions dans lesquelles celle-ci se présente. La voie est-elle libre (col complètement dilaté)? faire l'extraction immédiate, quelle que soit l'allure clinique, bénigne ou grave de l'éclampsie.

Si le col est incomplètement dilaté, se rendre compte de son degré de dilatabilité. S'il est complètement effacé avec un segment inférieur largement constitué et mince, les conditions de dilatabilité sont réalisées; on peut aller de l'avant. La dilatation manuelle, de préférence à la Bonnaire, permettra facilement d'ouvrir largement l'utérus

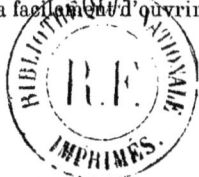

et de l'évacuer sans aucun danger. C'est en somme la vieille formule actuellement admise par tous : *Terminer rapidement l'accouchement lorsque le col est dilaté ou dilatable.*

Mais si le col est encore long et épais, le segment inférieur mal constitué et rigide, il n'y a pas à espérer obtenir par des manœuvres de douceur une dilatation rapide, et les décisions à prendre seront alors subordonnées à l'allure clinique et à la marche de l'éclampsie.

Si l'état de la malade à l'entrée est peu grave (accès convulsifs éloignés suivis d'un coma de courte durée, température normale, pouls non accéléré, absence d'ictère, urines assez abondantes, de coloration peu foncée, quantité d'albumine faible), on soumet la malade à un traitement médical intensif (large saignée, purgatifs, chloral à haute dose, entéroclyse profuse), et on surveille étroitement à la fois l'état général et la marche de la dilatation. Si l'état ne s'aggrave pas, si les accès s'espacent, on surveillera l'état du col, et dès que les conditions d'une dilatation facile et sans violence sont réalisées, intervenir et vider l'utérus.

Si l'état de la malade est plus sérieux (crises assez rapprochées, coma se prolongeant plus ou moins entre les crises, température au-dessus de 38°, pouls accéléré, urines fortement diminuées de quantité, albuminurie forte), nous n'hésitons pas, si deux heures environ après le traitement médical intensif, aucun signe d'amélioration ne se manifeste, à accélérer la dilatation au moyen du ballon, soit par métreuryse simple, soit au besoin par métreuryse avec tractions prudentes et surveillées; au cas où la fixation de la présentation gênerait l'introduction du ballon, nous préférerions avoir recours à l'écarteur Tarnier plutôt qu'à l'instrument de Bossi.

Si l'état paraît d'emblée grave (crises rapprochées ou subintrantes, coma persistant entre les accès, température élevée, pouls rapide, forte hypertension, ictère même léger, urines rares et foncées, albuminurie massive), nous inclinerions volontiers (tout en appliquant le traitement médical), en présence d'une situation rapidement menaçante, à vider l'utérus. Entre l'accouchement forcé par le dilatateur de Bossi et l'accouchement forcé sanglant par césarienne vaginale, nos préférences vont à celle-ci, parce qu'elle constitue une opération chirurgicale précise et régulière. C'est du moins l'impression qu'elle nous a donnée dans un cas, d'ailleurs mortel, oùnous avons pratiqué la métreuryseo-hystérotomie à la Dührssen.

Dans quelle mesure l'état de l'enfant doit-il peser dans les indications? Il est bien évident que si la limite de viabilité n'est pas atteinte ou si l'enfant est mort, il n'y a pas lieu d'en tenir compte. Mais si l'enfant est vivant, il n'est guère possible d'en faire abstraction complète et cela d'autant plus qu'il est plus près du terme. Sans doute, comme M. Pinard le faisait remarquer au Congrès de Nantes, les enfants d'éclamptiques sont souvent des intoxiqués et leur valeur s'en trouve fort diminuée; mais comme aucun signe clinique précis ne nous permet de déterminer le degré d'influence que l'intoxication maternelle a pu avoir sur lui, nous pouvons *a priori* le considérer comme sain. Et sans aller jusqu'à faire de son existence l'indication formelle d'une césarienne vaginale, nous nous déciderions à cause de lui à faire par exemple une métreuryse que l'état de la mère ne nous semblerait pas indiquer de façon urgente.

II. — Éclampsie de la grossesse.

Plus encore pour elle que pour l'éclampsie du travail, les divergences des accoucheurs sont accentuées. On peut en faire trois groupes.

1° Ceux qui soutiennent que l'évacuation utérine ne doit jamais être faite. C'est l'opinion soutenue par Michel dans sa thèse (1897) qui déclare que l'accouchement provoqué n'est pas rationnel. Dans les cas bénins il est au moins inutile et parfois nuisible, sinon à la mère, du moins à l'enfant; dans les cas graves, il est inutile. MM. Pinard, Queirel et Guillermet, au Congrès de Nantes (1901), se prononcent aussi pour l'abstention.

2° Ceux qui posent en principe que l'évacuation utérine s'impose dans le plus bref délai et dès les premiers (pour ne pas dire le premier) accès. C'est la thèse d'une partie de l'école allemande que nous avons déjà longuement exposée plus haut, discutée et combattue; nous n'y reviendrons pas.

3° Ceux qui estiment que les indications de l'extraction de l'œuf sont subordonnées à l'évolution de la maladie.

Nous nous rangeons volontiers dans ce groupe, estimant que dans les éclampsies qui progressent malgré la vigueur du traitement médical, on ne saurait dans la lutte contre la maladie renoncer à une arme quelconque, si faibles que puissent être les chances de succès. Mais, pour nous, l'indication de l'interruption de la grossesse est basée uniquement sur l'échec du traitement médical. Lorsque au cours de la grossesse éclatent les accidents éclamptiques, il est à peu près impossible d'établir un pronostic dès le premier accès. Comme le fait remarquer Toth, certaines éclampsies débutent avec une allure qui paraît redoutable et elles guérissent rapidement et facilement; d'autres, au contraire, semblent bénignes et l'état va s'aggravant malgré tout. Donc, c'est seulement la progression des accidents qui peut nous amener à vider l'utérus. Si les crises se rapprochent ou se répètent, si les périodes de coma tendent à se prolonger, si la température s'élève ou se maintient élevée, si la quantité d'urine reste faible ou tend à diminuer en même temps que la quantité d'albumine augmente, l'inefficacité du traitement médical est démontrée ; il n'y a rien à perdre à tenter l'évacuation de l'utérus.

En se limitant au début des accidents au traitement médical, on observera souvent la guérison de l'éclampsie et la continuation de la grossesse. Cette terminaison est à notre avis fréquente, bien qu'elle ait été diversement appréciée. Schmitt l'estime à 1/14, Fieux à 1/7. Michel, sur 452 éclampsies de grossesse, note 64 fois la continuation de celle-ci (soit 14 p. 100) avec 23 morts du fœtus (35 p. 100). Sur 19 éclamptiques entrées dans notre service sans aucun signe de travail, 8 ont accouché dans les heures suivantes, 3 deux jours après ; chez 8 autres la grossesse s'est prolongée au delà d'une semaine (soit 1/2,5) et chez 3 d'entre elles au delà de trois semaines. Sur ces 19 cas, 2 morts, l'une six jours après l'entrée, n'ayant présenté que deux accès convulsifs, mais dont l'état éclamptique persista : l'autopsie révéla d'énormes lésions du foie et des reins ; l'autre, délivrée deux heures après son entrée par césarienne vaginale, morte une heure après, présentait aussi de grosses lésions hémorragiques du foie. Si, suivant la règle allemande, nous avions fait à ces 19 malades la césarienne vaginale dès leur entrée dans le service, nous pourrions vous présenter, pour soutenir la thèse de l'accouchement immédiat, une série avec 10,5 p. 100 de mortalité globale et en expurgeant (toujours suivant la même règle) le dernier cas opéré trop tard (après 15 crises) avec 5,2 p. 100 de mortalité.

Nous citons ces chiffres pour démontrer que dans la réalité il sera très rarement nécessaire d'en venir à l'évacuation utérine. L'accouchement rapide immédiat systématique conduit à pratiquer un grand nombre d'interventions inutiles à des malades qui eussent parfaitement guéri sans cela. On pourra répondre qu'il suffit que quelques-unes en bénéficient pour le légitimer. Mais nous n'acceptons pas cette manière de voir. Pour nous, chaque malade doit être considérée comme une individualité, et, à ce titre, être traitée d'après les symptômes de *sa* maladie et non de *la* maladie en général. Si nous acceptons la légitimité de l'intervention en présence d'une éclampsie qui, malgré tout, s'aggrave, c'est que nous ne nous croyons pas en droit de ne pas donner à une malade une dernière chance de guérison.

Ce principe étant posé, quel procédé doit-on choisir pour vider l'utérus ? En bonne logique, dès que cette nécessité est admise, il faut que l'accouchement soit aussi prompt que possible. Les procédés lents ne sont plus de mise ; ils le sont d'autant moins que la grossesse est moins avancée, le col moins ramolli et l'utérus moins prompt à entrer en travail. C'est dire que nous n'utiliserons pas la bougie de Kraüse, et moins encore la rupture des membranes, le plus lent, le plus infidèle, le plus dangereux des procédés. Dans le cas de grossesse avancée, chez une multipare, on peut tenter la métreuryse qui dans ces conditions peut amener une expulsion rapide. Mais chez une primipare à col entier, dur, avec une grossesse encore éloignée du terme, nous choisirons délibérément les procédés rapides, de préférence la césarienne vaginale et non le Bossi qui, pour être sans danger, exige une souplesse des tissus du col qui manque précisément dans ces cas.

Quant à la césarienne abdominale, elle nous paraît le plus mauvais des procédés, à n'employer qu'en désespoir de cause, lorsque tout autre moyen d'évacuation utérine est impossible ou dangereux. C'est l'*ultima ratio* de la thérapeutique de l'éclampsie.

Reste la question de l'accouchement provoqué dans l'intérêt de l'enfant. Nous nous sommes suffisamment expliqués sur ce point à propos de l'éclampsie du travail; notre argumentation reste la même; nous n'y reviendrons pas.

Pour terminer le traitement obstétrical, nous ne ferons que signaler le curettage de l'utérus après l'accouchement pour les éclampsies continuant après celui-ci ou débutant après lui. Cette intervention, toujours basée sur la théorie ovulaire, aurait pour but d'enlever les restes placentaires qui pourraient entretenir l'intoxication. Il n'y a pas à insister sur cette manœuvre qui pour Lichtenstein n'a qu'un avantage, celui de déterminer un abondant écoulement sanguin, vraie saignée intra-utérine, favorable à la chute de la pression sanguine.

Traitement chirurgical.

Le traitement chirurgical est né des insuccès du traitement médical dans les éclampsies post-partum ou continuant après l'évacuation utérine. Des deux opérations qui le constituent, l'une, la décapsulation des reins, a pour but d'agir sur la sécrétion rénale; l'autre, d'un ordre tout à fait différent, l'ablation des glandes mammaires, veut supprimer la source du poison éclamptique supposée dans ces glandes.

Décapsulation des reins et néphrotomie.

La décapsulation des reins a été proposée et pratiquée par Edebohls en 1903; l'idée en fut tirée des travaux de Harrisson sur le traitement chirurgical des néphrites aiguës et chroniques. Elle fut faite pour la première fois en France par Pousson et Chambrelent, en Allemagne par Polano. Elle a été ces dernières années l'objet de nombreux mémoires, particulièrement de Sippel, Kehrer, Reifferscheidt, Piéri, Lichtenstein, Chirié et Cornélius, Sitzenfrey, etc. Les observations publiées sont aujourd'hui assez nombreuses pour qu'on puisse, sinon porter un jugement définitif sur sa valeur, du moins formuler une appréciation sur son utilité.

La décapsulation rénale n'a qu'un but : agir sur l'élément rénal de l'éclampsie. Les examens des reins des éclamptiques faits au cours des autopsies (Bar) ou des opérations de décapsulation montrent des modifications profondes de ceux-ci : Sippel a décrit trois types de lésions :

1er type : le rein apparaît bleu-noir, fortement congestionné, dur, la capsule très tendue. Lorsqu'on incise celle-ci, *le parenchyme rénal fait une véritable hernie hors de l'incision*. Cet état est décrit sous le nom de *glaucome du rein*. Il indique une gêne intense de la circulation intra-rénale. Il peut siéger d'un seul côté, toujours à droite, et résulter alors de la compression de l'uretère (Minjlieff et Braak); il entraîne par réflexe la suppression de la fonction du rein du côté opposé. Le développement de cette forte tension intrarénale peut dépendre de plusieurs facteurs (Sitzenfrey) : 1° de la compression de la veine rénale sous l'influence de la haute pression intra-abdominale de la grossesse; on sait que Chirié a pu expérimentalement mettre le rein en tension par la ligature temporaire simultanée des deux veines rénales; 2° par la compression d'un ou des deux uretères; 3° par rétrécissement du calibre des artères du rein par spasme vasculaire; 4° par l'encombrement des lumières des tubes urinaires par des débris divers, cylindres, acide urique, bilirubine, hémoglobine; 5° par lésions inflammatoires du tissu rénal.

Le 2e type est constitué par le *rein anémique* qui résulte non plus d'une congestion sanguine intense, mais d'un gonflement aigu du parenchyme rénal avec encombrement des tubes urinifères par des cylindres ou des cellules épithéliales desquamées.

Le 3e type est représenté par le *rein œdémateux* qui forme une masse molle pseudofluctuante avec une capsule plissée paraissant trop lâche pour lui. Il résulterait d'une exsudation séreuse intense dans le tissu cellulaire, et cet œdème amènerait par la compression réactionnelle des capillaires l'arrêt de la fonction. Il n'est pas douteux que l'œdème est un gros facteur d'anurie et de nécrose rapide par suite de la faible extensibilité de la capsule (Bar). D'après Chirié et Cornélius, ce type à capsule trop large pourrait bien n'être que secondaire au premier. La capsule d'abord forcée par une poussée de congestion aiguë (état de glaucome) passagère ne serait point revenue sur elle-même.

Quel que soit le type anatomique constaté, les troubles sécrétoires du rein (mis à part ceux qui peuvent résulter d'une altération profonde des épithéliums) ont leur origine directement ou indirectement dans une gêne de la circulation capillaire de l'organe. Ces troubles vasculaires, comme l'a montré Chirié, peuvent à eux seuls supprimer la fonction du rein, sans doute par compression des éléments nobles.

Comment agissent la décapsulation rénale et la néphrotomie? — Leur action sur les lésions épithéliales déjà constituées étant évidemment nulles, c'est certainement en faisant cesser la tension intra-rénale et en diminuant la congestion de l'organe. L'hypothèse d'Edebohls d'une néoformation de vaisseaux améliorant les conditions circulatoires n'est plus admise. Johnson (1904) dans ses expériences, a montré que la décapsulation est suivie de la formation d'une néocapsule irrégulière et qu'en aucun cas il ne se forme d'anastomoses entre les circulations rénale et périrénale. Gatti admet qu'après l'opération il se forme un tissu fibreux compact, pauvre en vaisseaux. En fait, dès que la capsule et le rein sont incisés, on assiste à un changement profond dans la circulation de l'organe; le rein passe de la couleur bleu-noire à sa teinte rouge normale et ce changement est encore plus évident lorsqu'on incise le rein, à cause de la saignée locale abondante qui se produit. L'obstacle circulatoire levé, les épithéliums sécrétoires ne sont plus soumis à la compression et peuvent reprendre leur fonction. Dans le type anémique, Sippel et Kehrer invoquent des influences nerveuses vaso-motrices favorables à l'action sécrétoire. Dans les reins œdémateux l'incision ouvre largement le tissu cellulaire et les espaces lymphatiques permettant ainsi l'écoulement du liquide de l'œdème. Quel que soit le mécanisme intime de cette action, *c'est toujours en améliorant la circulation de l'organe malade qu'agit l'opération.*

La *technique* n'offre pas de particularités essentielles. Il faut éviter de laisser trop longtemps les malades sous l'influence d'un anesthésique. Il est désirable de se passer de la narcose, ce qui est possible chez les éclamptiques qui sont dans l'insensibilité du coma. Le manuel opératoire, d'après Opitz, peut se résumer de la façon suivante : décubitus latéral; incision de 10 centimètres parallèle au bord inférieur de la 12e côte; luxation du rein hors de sa capsule graisseuse; une fois le rein au dehors, incision de la capsule le long du bord convexe, décortication jusqu'au voisinage du bord interne et résection de la membrane capsulaire.

Si on pratique en même temps la néphrotomie (qui présente d'après Chirié et Cornélius de grands avantages), on modifiera la technique de la façon suivante : une fois le rein luxé, et pendant qu'un aide comprime le pédicule vasculaire avec les doigts, on incise le rein profondément sur la moité du tiers inférieur et du tiers moyen en allant jusqu'au bassinet. On décortique alors le rein en laissant sur chaque valve rénale une portion recouverte de capsule pour éviter que les fils coupent au moment de la suture.

Dans la décapsulation simple, Opitz conseille de ne drainer la plaie que s'il y a un écoulement sanguin notable. Chirié et Cornélius croient au contraire qu'il faut drainer dans tous les cas avec une mèche de gaze qu'on enlève au bout de deux ou trois jours mais qu'on laisse un peu plus longtemps dans le cas de néphrotomie.

L'opération doit être faite sous une asepsie rigoureuse en évitant de se servir de tout antiseptique toxique comme le sublimé, l'acide phénique, le lysol, l'iodoforme. Le drainage se fait à la gaze simplement aseptique pour éviter l'intoxication iodoformique qui semble avoir causé la mort dans un cas de Reifferscheidt.

Quels résultats a donnés la décapsulation rénale ? — Il convient de les étudier quant à la mortalité et quant à leur influence sur les symptômes morbides. Les opérations jusqu'ici pratiquées offrent incontestablement une mortalité considérable que la plupart des auteurs rapportent non à l'opération elle-même mais à la persistance de l'éclampsie. Gauss estime la mortalité propre de l'intervention à 1,4 p. 100 et Sitzenfrey à 1,7 p. 100 ; celle-ci ne serait donc pas dangereuse par elle-même. Nous apprécierons la mortalité générale d'après la statistique de Sitzenfrey (1910) qui a pu réunir 58 cas avec 23 morts, soit 39,66 p. 100 ; ces chiffres sont un peu meilleurs que ceux des statistiques antérieures (Chirié et Cornélius, 46,66 p. 100, Sippel, 45,75 p. 100, Cholmogoroff, 41,86 p. 100). Elle est surtout forte pour les éclampsies ayant débuté pendant la grossesse (45 p. 100), beaucoup moins pour celles post-partum (27,8 p. 100). La décapsulation rénale d'un seul côté donne une mortalité très élevée (5 cas, 4 morts, 80 p. 100). Les 53 cas d'opérations bilatérales donnent 35,85 p. 100 de décès, ou en défalquant une mort par intoxication iodoformée et une par infection puerpérale, 33,3 p. 100. Mais même dans les cas qui succombèrent, on observa habituellement une amélioration des symptômes ; 10 fois seulement il n'y eut aucune modification. Dans 80 p. 100 des cas, la diurèse se rétablit plus ou moins.

Le retour de la sécrétion urinaire est le fait le plus frappant observé après l'opération. Elle débute d'ordinaire au bout de vingt-quatre heures et atteint rapidement un chiffre élevé. En même temps la teneur en urée et en matières extractives s'élève, l'albuminurie décroît, les débris cellulaires et les sédiments pathologiques sont moins abondants, mais le sang persiste pendant quelques jours dans l'urine. L'opération a aussi une action marquée sur les œdèmes ; les incisions offrent une large voie à l'écoulement non seulement des liquides infiltrés dans le tissu cellulaire périrénal, mais aussi, par continuité, aux œdèmes des autres régions qui s'éliminent ainsi directement sans repasser par la circulation.

Sur les accès convulsifs la décapsulation a une influence variable, mais plutôt favorable. Parfois ils cessent complètement ou bien après une période de sédation ils reparaissent. Ils peuvent persister et se répéter très nombreux ; ils sont alors moins intenses et de moins longue durée.

Le coma est vite modifié. Le deuxième jour habituellement, parfois le premier, la malade reprend connaissance sans se souvenir de son premier accès.

L'*indication* fondamentale de la décapsulation est donc fournie par la suppression de la sécrétion urinaire. M. Pinard, à l'Académie de Médecine en 1906, lors de la présentation de l'observation de MM. Pousson et Chambrelent, reconnaissait comme seule indication l'anurie. Cependant, en Allemagne, on a eu, au moins pendant quelque temps, tendance à élargir les indications. Sippel en fait une de la forte diminution de l'azote et des chlorures éliminés, alors même que le taux quantitatif est relativement conservé. Il a insisté sur la possibilité que les glomérules continuent à laisser filtrer l'eau alors que les tubuli contorti ne sécrètent plus. A l'indication « quantité » viendrait se surajouter l'indication « qualité ». Mais Sitzenfrey a fait remarquer que la tension intra-rénale se fait sentir sur tout le parenchyme et les trois segments fonctionnels du rein (filtration, sécrétion, résorption) sont comprimés. D'autres ont considéré l'aggravation de l'état général et la persistance de l'état éclamptique après l'accouchement comme justiciables de l'intervention. Il y a là une exagération manifeste, comme le montrent les observations de malades qui quoique semblant devoir être opérées ne le furent pas et guérirent cependant. Les faits de guérison sans opération de cas jugés désespérés ne sont pas exceptionnels : tels ceux de Minjlieff et Braak, Menge, Engelmann et Stade, Cholmogoroff, Lecène et Wallich. Rühle a vu 14 guérisons sur 15 éclampsies post-partum.

L'existence de gros œdèmes peut aussi faire pencher la balance en faveur de l'intervention. Ces œdèmes sont en effet chargés de substances toxiques et leur résorption peut aggraver à nouveau l'intoxication générale et faire réapparaître les accès. La plaie lombaire leur ouvre une large issue sans danger pour l'organisme et la reprise des œdèmes n'est plus à redouter.

De toutes façons la décapsulation doit être faite bilatérale pour offrir le maximum de chances de succès ; l'opération unilatérale donne des résultats déplorables.

A quel moment intervenir ? — Ici les opinions divergent. Edebohls a fait la décapsulation pendant la grossesse, mais l'expérience n'a pas été répétée, croyons-nous. Elle semble inadmissible tant que l'utérus n'a pas été évacué. Gauss l'a pratiquée en même temps que l'accouchement rapide et n'a pas trouvé non plus d'imitateurs. Actuellement tout le monde admet qu'elle n'est de mise qu'une fois l'accouchement terminé. Mais ici la difficulté du choix du moment s'accroît de celle de poser une indication précise. Opérer trop tôt fait courir le risque de faire une opération de luxe ; opérer trop tard peut compromettre le succès de l'intervention. Les uns (Opitz, Falgowski) conseillent l'opération le plus tôt possible pour ne pas laisser se constituer des lésions irrémédiables des reins. Fritsch attend vingt-quatre heures, Reifferscheidt seulement huit à dix heures. En fait on ne saurait donner une limite précise, ni un schéma général. Chaque cas doit être individualisé ; mais l'état de la fonction urinaire doit primer toutes les autres indications.

Quelle est la valeur thérapeutique de l'opération ? — Il est difficile de le préciser. On a voulu conclure à son inutilité en faisant état de la guérison de malades non opérées ainsi que de la forte mortalité de l'opération. C'est évidemment aller trop loin. S'il est prouvé que des cas très graves ont guéri sans décapsulation, il n'est pas prouvé que ceux qui ont guéri avec elle auraient guéri sans elle. En réalité, si la décapsulation échoue souvent, c'est qu'elle lutte contre un seul des facteurs multiples de l'état éclamptique, à savoir la fermeture du rein. Contre celle-ci elle est certainement efficace puisque 80 fois sur 100 la sécrétion urinaire se rétablit. Elle ne peut évidemment rien contre les lésions d'autres organes, foie, cerveau, cœur, poumons. Elle n'empêchera pas celles-ci d'amener la mort.

Ainsi comprise, la décapsulation est une opération justifiée en limitant son indication aux troubles de la sécrétion du rein qu'il faut rétablir dans le cas d'anurie ou ménager dans le cas de gros œdèmes.

Elle ne constitue pas un traitement de l'éclampsie, mais elle influence heureusement certains de ses symptômes. Son indication est donc « lorsque, l'accouchement terminé, la sécrétion urinaire reste nulle ou insignifiante et ne se produit pas par d'autres moyens ». Mais, pour Chirié et Cornélius, les cas qui résistent au traitement médical énergique, tel que la saignée massive, sont fatalement voués à la mort, quel que soit le traitement employé ; la décapsulation n'est plus pour eux qu'un *ultimum refugiens*. Lichtenstein se montre plus optimiste et croit que par la décapsulation la mortalité des éclampsies post-partum peut être réduite d'un tiers.

Quel est l'avenir obstétrical des femmes ayant subi la décapsulation rénale ? — Il existe peu d'observations pour l'établir. Cependant Chambrelent a pu suivre une malade néphrotomisée et décapsulée qui eut une grossesse tout à fait normale, ainsi que l'accouchement et les suites de couches ; elle ne présenta ni albuminurie, ni signes d'intoxication. Edebohls, Lichtenstein, Bar ont pu voir des malades parvenir à la fin de la grossesse et accoucher sans incidents. Ce sont là des faits rassurants qui démontrent la parfaite restauration fonctionnelle des reins et qui lèvent en partie les réserves faites par Lichtenstein sur l'avenir des fonctions rénales chez les opérées.

Extirpation des glandes mammaires.

Cette opération a été faite pour la première fois par Sellheim en conformité avec sa théorie de l'origine mammaire du poison éclamptique dans les cas où, l'utérus étant vidé, la source du poison ne peut être trouvée ailleurs.

Une primipare de vingt-quatre ans, accouchée spontanément, prend sa première crise six heures après sa délivrance ; comme l'état général allait s'aggravant, Sellheim fit sur chaque sein une incision cutanée en arc et par voie sous-cutanée extirpa la glande ; la malade guérit. N'admettant pas que la guérison pouvait être le résultat de la narcose chloroformique ou de la perte de sang, il en conclut qu'elle est bien due à l'extirpation de la glande. Dès lors, pour lui, cette ablation constitue une nouvelle opération curatrice à opposer aux éclampsies post-partum.

Herrenschneider, peu de temps après, suivit l'exemple de Sellheim. Chez une primipare de dix-huit ans en mal éclamptique et présentant un rétrécissement du bassin il pratique l'opération césarienne. Les accès continuant, il fit l'ablation des deux mamelles. Quelques heures après la malade sortit du coma et guérit de ses phénomènes éclamptiques. Dans ses commentaires, Herrenschneider se montre moins affirmatif que Sellheim sur le mode d'action de l'opération et déclare qu'il n'est pas impossible que les accès eussent cessé sans son emploi ; mais ce qui l'a particulièrement frappé chez sa malade c'est la marche de la pression sanguine. Celle-ci, de 160 millimètres à l'entrée, monta à 170 avant la césarienne ; vingt minutes avant l'amputation des seins, elle était de 180 à 190 millimètres ; vingt minutes après, elle était tombée à 110 et 115 millimètres. Le même soir, elle remonta à 130 et 135 millimètres et se fixa à ce niveau les jours suivants. Herrenschneider fut si frappé de la coïncidence de la cessation des accès et de la chute de la pression sanguine qu'il n'hésite pas à admettre une relation causale entre les deux phénomènes ; pour lui, la baisse de la pression sanguine est la conséquence de l'ablation de la mamelle sans qu'il puisse expliquer comment elle se produit.

La double tentative de Sellheim et de Herrenschneider n'a pas été sans soulever en Allemagne de vives protestations allant jusqu'à l'indignation. Leurs pauvres malades furent comparées à l'infortunée martyre sainte Agathe dont, à plusieurs siècles de distance, elles partageaient le triste sort. Il serait oiseux d'insister sur ces polémiques.

Que devons-nous penser de la nouvelle opération proposée par Sellheim? Porter un jugement sur deux faits heureux est impossible, car, comme le fait remarquer Bokelmann, tout le monde a vu guérir des éclamptiques par les méthodes les plus diverses. Pour qui connaît le doute scientifique, la théorie mammaire ne saurait être rejetée *a priori;* il serait plus imprudent encore de la considérer comme démontrée. Herrenschneider a eu le mérite de relever un fait précis, celui de la chute de la pression vasculaire. Nous inclinons à penser qu'il n'est point besoin pour l'expliquer d'invoquer la suppression du poison éclamptique après l'ablation de la mamelle; l'hémorrhagie opératoire suffit amplement à contenter notre raison. Si, pour Sellheim, l'extirpation des mamelles est une opération peu importante (unbedeutend Eingriff), une vulgaire phlébotomie, avec saignée même massive, l'est encore moins à notre avis.

Il n'en est pas moins vrai que l'ablation des glandes mammaires constitue une grave mutilation, aussi bien pour ceux que retiennent les considérations esthétiques que pour ceux qui pensent qu'après la naissance la vie de l'enfant dépend en grande partie du sein de sa mère. Peut-être un jour, si l'action curatrice de l'extirpation mammaire est scientifiquement démontrée, pourra-t-on discuter l'opportunité de priver l'enfant du sein nourricier si ce sacrifice doit être la rançon de la vie de la mère. Pour le moment, nous laissons à d'autres le soin de renouveler les expériences de Sellheim.

CONCLUSIONS

1° Les recherches de ces quinze dernières années touchant la pathogénie de l'éclampsie n'ont pas déterminé l'orientation de la thérapeutique dans le sens d'une indication vraiment causale. Le traitement reste encore purement et uniquement symptomatique. Le seul traitement certainement efficace est le traitement prophylactique.

2° Les progrès réalisés sont surtout d'ordre chirurgical. Ils consistent dans l'amélioration de la technique de la césarienne vaginale pour l'évacuation rapide de l'utérus, et dans l'introduction dans la thérapeutique de la décapsulation des reins pour lutter contre l'anurie éclamptique.

3° Sur le terrain médical, la renaissance de la saignée constitue le fait le plus saillant. Les médications nouvelles proposées sont toujours à la phase d'expérimentation. On ne peut encore se prononcer sur la valeur thérapeutique des extraits thyroïdien ou parathyroïdien et de l'extrait de sangsues. Les injections d'eau salée sont battues en brèche et considérées par quelques-uns comme peut-être dangereuses, parce que très hypertensives; l'eau sucrée n'offrirait pas ces inconvénients.

L'action curatrice de la ponction lombaire n'est pas formellement démontrée ; elle n'a que des effets inconstants, et seulement sur les symptômes cérébro-méningés de l'éclampsie. Elle peut donner d'intéressantes indications pronostiques.

4° Pour le traitement obstétrical, la situation actuelle est caractérisée par l'extrême faveur dont jouit en Allemagne l'accouchement rapide immédiat dans les éclampsies de la grossesse et du début du travail. Les statistiques sur lesquelles s'appuie la démonstration de sa supériorité sur le traitement dit expectant ne sont pas, à un examen attentif, aussi convaincantes qu'elles le paraissent. Sa mise en pratique systématique conduit à faire nombre d'opérations inutiles à des malades qui eussent parfaitement guéri sans elles. Entre la thérapie expectante pure et la thérapie très active par l'accouchement immédiat, il y a place pour une thérapie moyennement active dans laquelle la mise en jeu de l'action obstétricale résulte, non d'un principe, mais de l'allure clinique de la maladie.

5° La césarienne vaginale, si elle ne paraît pas présenter de gravité immédiate *quoad vitam*, est cependant une opération sérieuse par les incidents opératoires qui peuvent surgir (extension des incisions en déchirures, hémorrhagies après la délivrance, blessures de la vessie). L'avenir obstétrical des femmes qui l'ont subie reste incertain. Elle constitue cependant, *dans le cas de col entier et rigide*, le meilleur moyen d'évacuer rapidement l'utérus, de préférence à la dilatation manuelle ou instrumentale, ou à la césarienne abdominale qui ne peut convenir qu'à certains cas particuliers.

6° La décapsulation rénale avec ou sans néphrotomie, malgré la forte mortalité qu'elle donne, mérite de rester dans la thérapeutique de l'éclampsie post-partum. Elle est indiquée seulement contre les troubles graves de la sécrétion urinaire avec anurie persistante. Son action sur la diurèse est certaine; elle influence aussi favorablement la disparition des œdèmes.

7° Les plus extrêmes réserves doivent être formulées sur l'opportunité, la légitimité, l'efficacité de l'ablation des glandes mammaires.

BIBLIOGRAPHIE

TRAITEMENT MÉDICAL ET OBSTÉTRICAL

Marx. Le traitement de l'éclampsie des femmes enceintes. (*Sem. méd.*, 1896, p. 247; *Acad. de méd. de New-York*.) — **Veit**. Traitement de l'éclampsie. (*Centr. Bl. f. Gyn.*, 1897, p, 83.) — **Michel**. Faut-il provoquer l'accouchement dans l'éclampsie? (*Th. de Paris*, 1897.) — **Appleby**. Le gaïacol dans l'éclampsie puerpérale. (*Boston med. and surgical journ.*, 1897.) — **Favre**. Sur les résultats de divers traitements dans l'éclampsie. (*Presse méd.*, 1898, p. 229.) — **Toth**. Sur le traitement de l'éclampsie par les narcotiques. (*Centr. Bl. f. Gyn.*, 1898, p. 589.) — **Honig**. La morphine à haute dose dans l'éclampsie. (*Sem. méd.*, 1899, p. 24.) — **Porak**. Traitement de l'éclampsie. (*XIII° Congrès internat. de méd. Paris*, 1900, p. 210.) — **Stroganoff**. Contribution à l'étude du traitement de l'éclampsie. (*XIII° Congrès internat. de méd.*, 1900, p. 198.) — **Dubrisay**. Deux cas d'éclampsie traités par l'accouchement méthodiquement rapide. (*Soc. d'obstétr. de Paris*, 1900; *l'Obstétrique*, 1900, p. 264.) — **Stroganoff**. Cinquante cas d'éclampsie sans mort. (*Monat. f. Geb.*, 1900, p. 422.) — **Carles Schmitt**. Traitement obstétrical de l'éclampsie. (*Th. Paris*, 1900.) — **Mangiagalli**. Traitement de l'éclampsie par le Veratrum viride. (*XIII° Congrès internat. de méd. Paris*, 1900, p. 193.) — **Schmitt, Queirel, Guillermet, Pinard**. Discussion sur le traitement de l'éclampsie. (*Congrès de Nantes*, 1901.) — **Everke**. *Munch. med. Wochen.*, 1899.) — **Gaulard**. Traitement de l'éclampsie. (*Presse méd.*, 1901.) — **Bolle**. Traitement de l'éclampsie par les injections intra-mammaires de KI. (*Sem. méd.*, 1901.) — **Hey Croves**. Injections d'eau salée dans l'éclampsie. (*Brit. med. journ.*, 1901.) — **Jardine**. Injections salines dans l'éclampsie. (*Sem. méd.*, 1901, p. 208.) — **Duhrssen**. Nouveau cas de césarienne vaginale pour éclampsie. (*Arch. f. Gyn.*, LXI, 3; *Sem. méd.*, 1901, p. 168.) — **De Paoli**. Sur le choix du traitement dans les cas graves d'éclampsie. (*Arch. di ost. e gin.*, 1901.) — **De Felice**. Contribution à l'étude de l'accouchement rapide dans l'éclampsie. (*Th. de Paris*, 1902.) — **Vincenzo Lauro**. Sur la pathogénie et le traitement de l'éclampsie. (*Arch. di ost. e gin.*, 1902.) — **Fruhinsholz**. Organes thyroïdiens et éclampsie. (*Presse méd.*, 1902.) — **Dienst**. Recherches sur la nature et le traitement de l'éclampsie. (*Samml. klin. Vorträge*, 1902, p. 787.) — **Leopold**. Dilatation rapide du col, surtout en cas d'éclampsie, par le dilatateur de Bossi. (*Centr. Bl. f. Gyn.*, 1902.) — **Sippel**. La césarienne dans l'éclampsie. (*Monat. f. Geb.*, 1901, p. 280.) — **Lœvenstein**. Opération césarienne dans 3 cas d'éclampsie. (*Centr. Bl. f. Gyn.*, 1902, p. 117.) — **Maury**. Le traitement de l'éclampsie puerpérale. (*Th. de Paris*, 1903.) — **Sippel**. Accouchement spontané ou forcé dans l'éclampsie. (*Centr. Bl. f. Gyn.*, 1903, p. 841.) — **Westphal**. Un cas de césarienne vaginale pour éclampsie de la grossesse. (*Centr. Bl. f. Gyn.*, 1903, p. 1307.) — **Ostrcil**. Sur le traitement de l'éclampsie. (*Arch. f. Gyn.*, Bd. LXVII, Heft 3.) — **Krœmer**. *Centr. Bl. f. Gyn.*, 1904, p. 601. — **Henkel**. Sur la ponction lombaire dans l'éclampsie. (*Centr. Bl. f. Gyn.*, 1904, p. 1329.) — **Kleinwachter**. Ponction lombaire dans l'éclampsie. (*Centr. Bl. f. Gyn.*, 1904, p. 1336.) — **Kronig**. Ponction lombaire dans l'éclampsie. (*Centr. Bl. f. Gyn.*, 1904, p. 1153.) — **Hammerschlag**. *Centr. Bl. f. Gyn.*, 1904, p. 1062. — **Carsteus**. La césarienne vaginale dans l'éclampsie. (*Amer. journ. of obst.*, 1904.) — **Romme**. Césarienne vaginale et éclampsie. (*Presse méd.*, 1904.) — **Salin**. Un cas de césarienne abdominale pour éclampsie. (*Hygeia*, 1902; *l'Obstétrique*, 1904, p. 174.) — **Wanner**. Deux césariennes pour éclampsie. (*Centr. Bl. f. Gyn.*, 1904, p. 1339.) — **Pollak**. Technique de la dilatation du col dans l'éclampsie. (*Monat. f. Geb.*, Bd. XX, Heft 4, p. 951.) — **Czyzewicz**. Remarques sur le traitement de l'éclampsie. (*Centr. Bl. f. Gyn.*, 1905, p. 45.) — **Kirkley**. De l'éclampsie. (*Amer. journ. of obst.*, 1905.) — **Caridi Missirlioglou.**

Traitement de l'éclampsie par le Veratrum viride. (*Th. de Paris*, 1905.) — **Bonnaire**. Traitement de l'éclampsie. (*Presse méd.*, 1905.) — **Croom**. Eclampsie et césarienne. (*Brit. med. journ.*, 1904.) — **Esch**. Sur l'éclampsie. (*Zeitsch. f. Geb.*, 1906, p. 11.) — **Ryder**. Sur 37 cas d'éclampsie. (*Amer. journ. of obst.*, 1906. p. 622.) — **Hardi**. Prophylaxie de l'éclampsie puerpérale. (*Journ. of obst. and gyn. of the Brit. Empire*, 1906.) — **Zinke**. Traitement de l'éclampsie puerpérale. (*Amer. journ. of obst.*, 1906, p. 226.) — **Wilson**. Traitement de l'éclampsie par le calomel. (*Sem. méd.*, 1906.) — **Ballantyne**. Traitement de l'éclampsie par la ponction lombaire. (*Trans. Edinburg obst. Soc.*, 1904-1905.) — **Thies**. La ponction lombaire dans l'éclampsie. (*Centr. Bl. f. Gyn.*, 1906, p. 649.) — **Audebert** et **Fournier**. Traitement d'éclampsie par la ponction lombaire. (*Ann. de gyn.*, 1907.) — **Bumm**. *Deutsch. med. Wochensch.*, 1907. — **Goinard**. Traitement obstétrical de l'éclampsie. (*Congrès d'Alger*, 1907.) — **Henry Fry**. Evacuation rapide de l'utérus dans l'éclampsie. (*Journ. of the amer. med. Ass.*, 1908, p. 2041.) — **Essen Mœller**. La question du traitement de l'éclampsie. (*Hygeia testband*, n° 23; *l'Obstétrique*, 1909, p. 311.) — **Llames Masini**. Insuffisance thyroïdienne et poison de Veit. (*Ann. de gyn.*, 1908, p. 511.) — **Macé** et **Chirié**. La saignée dans le traitement de l'éclampsie. (*La Clinique*, 1908, p. 19.) — **Cassagne**. La ponction lombaire dans l'éclampsie. (*Th. de Toulouse*, 1908.) — **Carbonnel**. Traitement de l'éclampsie à la Maternité. (*Th. de Paris*, 1909.) — **Winter**. *Gynækol. Rundschau*, 1909. — **Engelmann et Stade**. *Munch. med. Wochen.*, 1909. — **Entrecanales** et **Gill y Corrono**. Pathogénie et traitement de l'éclampsie. (*Acad. des sc. méd. de Bilbao*, 1909; *l'Obstétrique*, 1909, p. 467.) — **Weyscher**. Dilatation artificielle du col. (*Zeitsch. f. Geb.*, 1910, p. 237.) — **Albeck**. Contribution à l'étude clinique et au traitement de l'éclampsie. (*Zeitsch. f. Geb.*, 1910.) — **De Vrieze**. L'éclampsie à la Clinique d'Amsterdam. (*Th. d'Amsterdam*, 1910; *l'Obstétrique*, 1910, p. 998.) — **De Bovis**. Traitement de Stroganoff. (*Sem. méd.*, 1910, p. 449.) — **Engelmann**. Traitement de l'éclampsie par l'extrait de sangsues. (*Centr. Bl. f. Gyn.*, 1910.) — **Mlle Lipseroff-Kaplan**. Pathogénie et traitement médical de l'éclampsie. (*Th. de Paris*, 1910.) — **Sippel**. Danger des injections d'eau salée dans l'éclampsie. (*Sem. méd.*, 1910.) — **Le Play**. Chloruration et éclampsie. (*Sem. méd.*, 1910, p. 361.) — **Sidney et Jacobson**. Traitement de l'éclampsie par l'injection d'eau sucrée. (*Amer. journ. of obstet.*, 1910.) — **François**. La saignée dans les accidents prééclamptiques et au cours des accès. (*Th. de Paris*, 1910.) — **Potocki**. La saignée massive dans l'éclampsie. (*Ann. de gyn.*, 1910, p. 565.) — **Goldberg**. La césarienne vaginale dans l'éclampsie. (*Centr. Bl. f. Gyn.*, 1910.) — **Boissard**. Eclampsie traitée par la saignée et le Bossi. (*Soc. d'obstét. de Paris*, 1910.) — **Daels**. Au sujet de l'éclampsie et de son traitement. (*Dissert. de l'Université de Gand*, 1910.) — **Dührssen**. Der Metreurynterschnitt. (*Gynækolog. Rundschau*, 1910, p. 1.) — **Walther**. Sur le traitement de l'éclampsie. (*Zeitsch. f. Geb.*, 1910, p. 189.) — **Fromme**. Les résultats de l'accouchement rapide dans l'éclampsie. (*Praktische Ergerbnisse f. Geb.*, 2° année; *l'Obstétrique*, 1911, p. 331.) — **Lichtenstein**. Sur le traitement actif de l'éclampsie. (*Centr. Bl. f. Gyn.*, 1911.) — **Engelmann**. Traitement de l'éclampsie par l'hirudine. (*Centr. Bl. f. Gyn.*, 1911.)

DÉCAPSULATION RÉNALE ET NÉPHROTOMIE

Edebohls. *New York med. journ.*, 1903, p. 1022. — **Sippel**. *Central. Blatt. f. Gyn.*, 1904, p. 1341. — **Johnson**. *Annals of surgery*, 1903. — **Pousson** et **Chambrelent**. *Gaz. méd. de Bordeaux*, 1906, p. 173. — **Pinard**. *Bull. de l'Acad. de méd.*, 1906; *Ann. de gyn.*, 1906. — **Bordet**. *Th. de Bordeaux*, 1906. — **Sippel**. *Berlin. klin. Wochen.*, 1906, p. 1559. — **Pieri**. *Congrès d'Alger*, 1907. — **Ter Braak** et **Minjlieff**. *Centr. Bl. f. Gyn.*, 1907. — **Falgowski**. *Allg. med. Centr. Zeitung*, 1907, p. 772. — **Polano**. *Centr. Bl. f. Gyn.*, 1907, p. 13. — **Gauss**. *Centr. Bl. f. Gyn.*, 1907, p. 524. — **Falgowski**. *Centr. Bl. f. Gyn.*, 1908, p. 37. — **Reifferscheid**. *Centr. Bl. f. Gyn.*, 1909. — **Kehrer**. *Zeitsch. f. Gyn. Urologie*, 1908, p. 111. — **Chambrelent**. *Soc. obst. de France*,

1908. — **Sippel**. *Centr. Bl. f. Gyn.*, 1909, p. 1586. — **Chirié** et **Cornélius**. *L'Obstétrique*, 1909, p. 324. — **Emile Muller**. *L'Obstétrique*, 1909, p. 175. — **Lichtenstein**. *Centr. Bl. f. Gyn.*, 1910, p. 34. — **Cholmogoroff**. *Centr. Bl. f. Gyn.*, 1910. — **Sitzenfrey**. *Beiträge zur klin. Chirurgie*, 1910. — **Gobiet**. *Centr. Bl. f. Gyn.*, 1910.

EXTIRPATION DES GLANDES MAMMAIRES

Sellheim. La théorie mammaire et l'origine du poison éclamptique. (*Centr. Bl. f. Gyn.*, 1910, p. 1609. — **Herrenschneider**. La guérison de l'éclampsie par l'ablation des mamelles. (*Centr. Bl. f. Gyn.*, 1911, p. 673.) — **Santi**. La théorie mammaire et l'origine du poison éclamptique. (*Centr. Bl. f. Gyn.*, 1911, p. 55.) — **Martin**. Sur la théorie mammaire et la source du poison éclamptique. (*Centr. Bl. f. Gyn.*, 1911, p. 54. — **Bokelmann**. Le martyre de sainte Agathe au xx\ siècle. (*Monatsch. f. Geb.*, 1911, p. 677.) — **Sellheim**. Das Martyrium der voraussetzunglosen Wissenschaft. (*Monatsch. f. Geb.*, 1911, p. 1.)

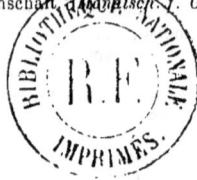

BIBLIOTHÈQUE NATIONALE
R. F.
IMPRIMÉS

ÉVREUX, IMPRIMERIE CH. HÉRISSEY, PAUL HÉRISSEY, SUCC^r

www.ingramcontent.com/pod-product-compliance
Lightning Source LLC
Chambersburg PA
CBHW032324210326
41519CB00058B/5553